授業・実習・国試に役立つ

言語聴覚士ドリル プラス

摂食嚥下障害

編集 大塚裕一
熊本保健科学大学保健科学部リハビリテーション学科言語聴覚学専攻准教授

著 福岡達之
広島国際大学総合リハビリテーション学部リハビリテーション学科言語聴覚療法学専攻准教授

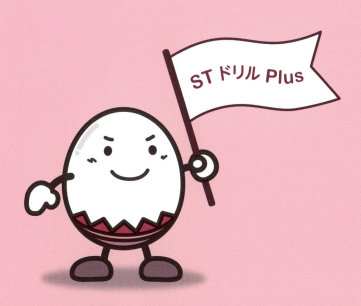

診断と治療社

刊行にあたって

　現在わが国には，およそ70校の言語聴覚士の養成校が存在します。言語聴覚士法（1997年）の成立時にはその数は数校程度だったのですが，20年あまりで増加し，県によっては複数校存在しているという状況になっています。言語聴覚士の養成は，さかのぼれば1971年，日本初の言語聴覚士養成校である国立聴力言語障害センター附属聴能言語専門職員養成所での大卒1年課程の開設が記念すべきスタートになるかと思います。その後，開設された養成校の養成課程は，高卒3年課程や高卒4年課程の専門学校，大学での4年課程，大卒を対象とした2年課程などさまざまで，今後これらの課程に加え専門職大学での養成課程が加わろうとしています。

　言語聴覚士法が制定されてから，この約20年間での言語聴覚士にかかわる学問の進歩は著しく，教育現場で修得させなければならない知識・技術は増大する一方です。しかしながら入学してくる学生は，千差万別で従来の教育方法では十分な学習が困難となってきている状況もあります。

　今回，このような状況を改善する方策の1つとして，修得すべき基本知識を体系的に示したドリルを作成してみました。内容は，言語聴覚士の養成校で学ぶべき言語聴覚障害を専門領域ごとにまとめてシリーズ化し，領域ごとのドリルの目次は統一したものとし，目次を統一したことで領域ごとの横のつながりも意識しやすくなるようにしました。

　特徴としては

①すべての養成課程の学生を対象にしたドリルであること
②日々の専門領域講義の復習のみならず，実習，国家試験にも対応できる基本的な内容を網羅していること
③専門領域ごとにまとめたドリルであるが目次が統一されており，領域ごとの横のつながりが意識しやすいこと

などがあげられます。

　対象は学生ということを念頭においてシリーズ化したのですが，臨床現場で活躍されている言語聴覚士にも，基本的な知識の整理という意味で使用していただくことも可能かと考えています。

　最後に，この『ドリルプラス』シリーズが有効活用され言語聴覚士養成校の学生の学びの一助となることを期待します。

平成30年11月

大塚裕一

摂食嚥下障害を学ぶ・考える・極めるために

　一般社団法人日本言語聴覚士協会が有職者14,820人に調査した「各対象領域で働く言語聴覚士」(http://www.jaslht.or.jp/work.html，2018年3月末) によると，8割以上 (12,483人) の言語聴覚士が摂食嚥下を対象に臨床を行っている。成人言語・認知 (12,375人) や発声・発語 (11,097人) の領域よりも多い結果であり，この傾向は今後も増え続けることが予想される。

　摂食嚥下障害は，わが国の高齢社会の進展・加速につれて，これからますます重要な課題になることは間違いない。摂食嚥下障害を抱える人は，病院だけでなく高齢者施設や在宅にも多く存在し，疾患や老化に伴うものなど原因や重症度もさまざまである。こうした摂食嚥下障害の問題に対しては，多職種協同によるチームアプローチが重要であるが，そのなかでも言語聴覚士は中心的な役割を担っており，チームからの期待も大きい。言語聴覚士として，摂食嚥下障害を抱える患者を支援したいという熱意をもつことは大切だが，思いだけで患者を救うことはできないし，プロフェッショナルにもなれない。摂食嚥下障害へ適切に対応するためには臨床での豊富な経験が必要なのはいうまでもないが，摂食嚥下障害についての基礎的な知識をもっていることが前提である。私自身，臨床に出て間もない新人の頃は目の前にいる患者をどうやって評価し，どんな訓練をすればよいのか，必要な情報は何なのかがわからず，今からすれば考えるための基礎的な知識があまりに乏しかったように思う。

　本ドリルは言語聴覚士の養成校・コースに在籍し，言語聴覚士国家試験の受験を予定している学生をおもな読者対象としている。内容は摂食嚥下の基礎知識，嚥下障害の評価・訓練，嚥下障害に関連するさまざまな対応等を網羅しており，授業で学んだ知識の再整理だけでなく，実習や将来の臨床に役立つものになるよう心がけた。また，本シリーズの最大の特徴であるドリル形式は，問題を読み解きながら必要な知識が自然に身につくよう工夫されている。問題の多くは，摂食嚥下障害の初学者を想定した標準的なレベルに設定しているが，臨床 (実習) で実践できる知識を修得してもらいたいという意図から，一部はやや難解で幅広い領域をカバーした内容となっている。読者がはじめて目にする用語や領域があれば，「読み解くための Keyword」をヒントに，さらなる知識の獲得に努めてもらえれば幸いである。

　将来の臨床現場では，高度で幅広い知識と技術を求められるであろう。養成校・コースで学ぶ知識は基礎ではあるが，ここがしっかりと身についているかどうかによって，臨床での学び方やその後の成長に差が出てくる。本ドリルが摂食嚥下障害に関する知識の修得や国家試験の対策だけでなく，将来の臨床に役立つことを切に願っている。

　最後に，本ドリルの企画と編集をご担当いただきました熊本保健科学大学・大塚裕一准教授ならびに執筆期間中に大学院でご指導をいただきました兵庫医科大学リハビリテーション医学教室・道免和久主任教授，および診断と治療社の関係各位に衷心より御礼申し上げます。

平成31年1月

福岡達之

編集者・著者紹介

編集者 ....

大塚裕一　（おおつか　ゆういち）
熊本保健科学大学保健科学部リハビリテーション学科言語聴覚学専攻准教授

略　　　歴：1990年日本聴能言語学院聴能言語学科卒業。2010年熊本県立大学大学院文学研究科日本語日本文学専攻博士前期課程修了。1990年4月より野村病院（宮崎県）勤務後1996年9月より菊南病院勤務，2012年4月より現職。

所属学会等：熊本県言語聴覚士会監事，くまもと言語聴覚研究会代表，熊本摂食・嚥下リハビリテーション研究会運営委員。

おもな著書：「なるほど！失語症の評価と治療」（金原出版，2010），「失語症Q&A」（共著，新興医学出版社，2013），「絵でわかる失語症の症状と訓練」（医学と看護社，2015）「明日からの臨床・実習に使える言語聴覚障害診断」（医学と看護社，2016）等。

著　者 ....

福岡達之　（ふくおか　たつゆき）
広島国際大学総合リハビリテーション学部リハビリテーション学科言語聴覚療法学専攻准教授

略　　　歴：2002年名古屋文化学園医療福祉専門学校言語聴覚科卒業。2014年兵庫医療大学大学院医療科学研究科修士課程修了（医療科学）。2018年兵庫医科大学大学院医学研究科博士課程修了（医学）。2002年4月より兵庫医科大学篠山病院（現兵庫医科大学ささやま医療センター）勤務，2013年4月より兵庫医科大学病院勤務，武庫川女子大学非常勤講師兼担，2016年4月より現職。

所属学会等：日本嚥下医学会評議員，日本摂食嚥下リハビリテーション学会評議員・認定士，日本ディサースリア臨床研究会理事，広島県言語聴覚士会理事，認定言語聴覚士（摂食・嚥下障害領域），LSVT LOUD®認定。

おもな著書：「言語聴覚士のための摂食嚥下リハビリテーションQ&A」（協同医書出版社，2016），「ニューロリハビリテーション」（医学書院，2015），「言語聴覚療法 臨床マニュアル　改訂第3版」（協同医書出版社，2014）等。

Contents

刊行にあたって……………………………………………………………… 大塚裕一　iii

摂食嚥下障害を学ぶ・考える・極めるために ……………………… 福岡達之　iv

編集者・著者紹介………………………………………………………………… v

本ドリルの使い方…………………………………………………………………… viii

第1章　摂食嚥下障害の歴史 …………………………………………………… 1

　1　摂食嚥下障害の歴史 …………………………………………………… 2

第2章　摂食嚥下障害の基礎 …………………………………………………… 5

　1　摂食嚥下障害の定義…………………………………………………… 6

　　①定義，脳卒中，神経筋疾患………………………………………… 6

　　②器質性，認知症，高次脳機能障害………………………………… 8

　　③小児……………………………………………………………………… 10

　2　摂食嚥下障害にかかわる解剖と生理…………………………… 12

　　①メカニズム……………………………………………………………… 12

　　②嚥下の神経機構ほか………………………………………………… 14

　　③摂食嚥下に関する筋群，食道……………………………………… 16

　　④各部の解剖学的名称………………………………………………… 18

　　⑤各部の解剖学的名称………………………………………………… 20

　　⑥各部の解剖学的名称………………………………………………… 22

　　⑦摂食嚥下機能の発達………………………………………………… 24

　　⑧加齢（老化）による摂食嚥下機能の変化……………………… 26

　3　摂食嚥下障害の基礎症状…………………………………………… 28

第3章　摂食嚥下障害の臨床 ………………………………………………… 31

　1　摂食嚥下障害の評価………………………………………………… 32

　　①基本情報の収集ほか………………………………………………… 32

　　②簡易検査および総合的検査………………………………………… 34

　　③嚥下造影検査………………………………………………………… 36

　　④嚥下造影検査………………………………………………………… 38

　　⑤嚥下内視鏡検査……………………………………………………… 40

⑥その他の検査 ……………………………………………………………………… 42
  2　摂食嚥下障害の訓練 ………………………………………………………………… 44
　①間接訓練 …………………………………………………………………………… 44
　②間接訓練 …………………………………………………………………………… 46
　③直接訓練 …………………………………………………………………………… 48
　④栄養管理 …………………………………………………………………………… 50
　⑤嚥下調整食，とろみ調整食品ほか ……………………………………………… 52
　⑥気管切開とその管理ほか ………………………………………………………… 54
　⑦手術的治療 ………………………………………………………………………… 56
　⑧救急法の基礎知識 ………………………………………………………………… 58

第4章　摂食嚥下障害の環境調整 ……………………………………………… 61
  1　摂食嚥下リハビリテーションのチームアプローチ …………………………… 62

文　献 ………………………………………………………………………………………… 64
採点表 ………………………………………………………………………………………… 69
索　引 ………………………………………………………………………………………… 70

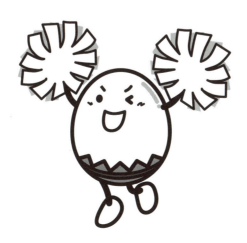

本ドリルの使い方

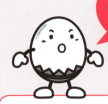

まずは左ページに集中して問題を解いてみよう！

左ページに穴埋め問題があります。傍注には「HINT」を掲載しているので、解答の参考にして解いてみましょう。

右ページには「読み解くためのKeyword」として、重要用語を解説しています。知識をより深めましょう！

解答は右ページ下に掲載しています。

問題は全部で451問！どのくらい解けたかな？p.69の採点表で採点してみよう！

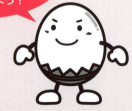

第 1 章

摂食嚥下障害の歴史

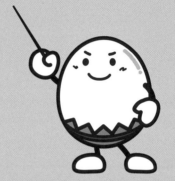

この章では摂食嚥下障害の歴史について概説します。摂食嚥下リハビリテーションの歴史は浅く，海外では1980年代，日本においては1990年代より急速に発展したといわれています。ここでは日本の摂食嚥下リハビリテーションがどのようにはじまったのか，嚥下関連学会の設立，嚥下評価と訓練法の開発，診療報酬の変遷などについて学んでいきましょう。

1 摂食嚥下障害の歴史

1 日本における摂食嚥下障害の歴史について空欄を埋めなさい。

- 日本における嚥下障害は，1970年代までおもに耳鼻咽喉科領域で取り上げられることが多かった。1981年には，（　①　），外科医，内科医を中心とした嚥下研究会が設立された。
- 1982年に窪田らは，脳血管障害における麻痺性嚥下障害のスクリーニングテストとして（　②　）を発表した。
- 歯科領域における嚥下障害は，発達療法を主とした障害児の歯科領域から発展していった。（　③　）法は，歯科医師のBjorn G. Russellによって開発された筋刺激訓練法で，日本には金子らによって紹介された。
- 1980年代後半，小児領域では舟橋らが嚥下困難児における（　④　）法を報告し，木佐らは変法を加えて脳卒中を含む成人症例へ応用した。これらの方法は，現在の間欠的経管栄養法を確立させる基礎となった。
- 1986年には，矢守らが（　⑤　）検査の評価に基づいた嚥下障害のリハビリテーション的対応症例を発表した。同年，才藤らはリクライニングによる体位効果や食形態の違いによる効果を報告した。（　⑤　）検査の導入により，嚥下障害の病態とそれに対する介入方法をさまざまな視点から検討できるようになった。
- 1990年に（　⑥　）の数名が発起人となり，医師，歯科医師などの職種を中心とした日本嚥下障害臨床研究会が発足した。1995年には，現在の日本摂食嚥下リハビリテーション学会の前身である日本摂食・嚥下リハビリテーション研究会が発足した。
- 1992年に角谷らが輪状咽頭筋弛緩不全に対して（　⑦　）を用いた食道入口部の拡張法を報告した。その後国内では，ワレンベルグ症候群を代表とする球麻痺患者に対して本方法が普及していった。
- 1994年の診療報酬改定では，（　⑧　）が新設され，「発達遅滞，顎切除及び舌切除の手術又は脳血管疾患等による後遺症により摂食機能に障害がある」患者に対する訓練が算定できるようになった。
- 1997年に言語聴覚士が国家資格となり，言語聴覚士法第（　⑨　）条に「言語聴覚士は，診療の補助として，医師又は歯科医師の指示の下に，（　⑩　）を行うことを業とすることができる（一部略）」と定められた。
- 2001年には日本静脈経腸栄養学会にて（　⑪　）プロジェクトが発足し，摂食嚥下障害を有する患者の栄養管理が多職種で構成される（　⑪　）でも対応されるようになった。
- 2004年に日本看護協会の認定看護分野として摂食・嚥下障害看護認定看護師の制度が開始された。2008年には，日本言語聴覚士協会が摂食嚥下障害領域における（　⑫　）制度を設けた。
- 2006年の診療報酬改定により（　⑧　）は治療開始から（　⑬　）か月間連続で算定可能となり，算定できる職種も医師，歯科医師の指示の下に言語聴覚士，看護師，准看護師，歯科衛生士，理学療法士，作業療法士が明記された。

> **HINT**
> ▶嚥下研究会は多職種で構成され，2005年から日本嚥下医学会に名称が変更された。

> **HINT**
> ▶米国では，Jeri Logemannらが系統だった手順で行うVFSS（videofluoroscopic swallow study）を確立した。

第1章 摂食嚥下障害の歴史

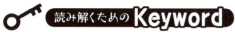 読み解くための Keyword

30 mL水飲みテスト

【方法】
　常温の水 30 mL を注いだグラスを椅坐位の状態にある患者に渡し，「この水をいつものように飲んでください」という。水を飲み終わるまでの時間，プロフィール，エピソードを測定，観察する。

【プロフィール】
① 1 回でむせることなく飲むことができる。
② 2 回以上に分けるが，むせることなく飲むことができる。
③ 1 回で飲むことができるが，むせることがある。
④ 2 回以上に分けて飲むにもかかわらず，むせることがある。
⑤ むせることがしばしばで，全量飲むことが困難である。

【エピソード】
　すするような飲み方，含むような飲み方，口唇からの水の流出，むせながらも無理に動作を続けようとする傾向，注意深い飲み方など。

【診断】
　プロフィール 1 で 5 秒以内：正常範囲
　プロフィール 1 で 5 秒以上，プロフィール 2：疑い
　プロフィール 3 ～ 5：異常

〔窪田俊夫，他：脳血管障害における麻痺性嚥下障害―スクリーニングテストとその臨床応用について．総合リハ 10：271-276，1982〕

バンゲード法

意義：口唇，頬，舌の筋肉群の可動域を改善する。
おもな対象者：能動的に口腔内外の主として口唇，頬，舌の筋肉群を動かせない，あるいは動きが弱い，小児患者，重症心身障害児・者。
方法：各訓練法（口唇，頬，舌）は食直前に1日2～3回，それぞれ5～10分を超えない程度に行う。また，各訓練は顎と口唇を閉鎖した状態で行うようにする。

摂食機能療法

　摂食機能障害を有する患者に対して，個々の患者の症状に対応した診療計画書に基づき，医師又は歯科医師若しくは医師又は歯科医師の指示の下に言語聴覚士，看護師，准看護師，歯科衛生士，理学療法士又は作業療法士が 1 回につき 30 分以上訓練指導を行った場合に限り算定する。

　30 分以上の場合（185 点）は，摂食機能障害を有する患者に対して，1 月に 4 回に限り算定する。ただし，治療開始日から起算して 3 月以内の患者については，1 日につき算定できる。30 分未満の場合（130 点）は，脳卒中の患者であって，摂食機能障害を有するものに対して，脳卒中の発症から 14 日以内に限り，1 日につき算定できる（平成 30 年診療報酬改定より一部抜粋）。

解答
① 耳鼻咽喉科医，② 水飲みテスト，③ バンゲード法，④ 口腔ケア，⑤ 嚥下造影，⑥ 言語聴覚士，⑦ バリンシネラジュール，⑧ 摂食機能療法，⑨ 42，⑩ 嚥下障害，⑪ NST（nutrition support team），⑫ 認定言語聴覚士，⑬ 3

MEMO

第 **2** 章

摂食嚥下障害の基礎

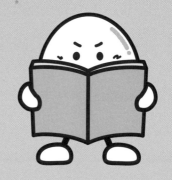

本章では，摂食嚥下障害の基礎となる摂食嚥下のメカニズム（解剖と生理）について詳しく解説します。解剖図はただ名称を覚えるだけでなく，各部位が嚥下運動にどのように関係しているのかを考えながら学んでいきましょう。脳卒中や神経筋疾患など，さまざまな疾患による特徴や発達，老化による嚥下機能の変化についても概観します。

1 摂食嚥下障害の定義 ── ①定義，脳卒中，神経筋疾患

1 摂食嚥下障害について空欄を埋めなさい。

- 食べること，食事を摂ることを（ ① ），飲み込むことを（ ② ）といい，これら全般が障害された状態を摂食嚥下障害という。
- 日本人の死因で多い肺炎や誤嚥性肺炎は，高齢者の嚥下機能低下と関係している。不慮の事故のうち，嚥下機能低下と関係があるのは，食物が気道を閉塞する（ ③ ）である。
- 嚥下障害の原因は，嚥下器官に生じる腫瘍やその術後，異物，炎症などによる（ ④ ）的原因と，口腔から食道に至る器官の感覚・運動障害による（ ⑤ ）的原因に大別される。

> **HINT**
> ▶日本人の死因は悪性新生物，心疾患，脳血管疾患，老衰，肺炎が上位を占める。

2 脳卒中の摂食嚥下障害について空欄を埋めなさい。

- 脳卒中の嚥下障害は，延髄の障害による（ ⑥ ）と延髄に至る上位ニューロン（皮質延髄路）の障害による（ ⑦ ）があり，障害部位によって病態は異なる。
- （ ⑧ ）は，椎骨動脈や（ ⑨ ）の梗塞，椎骨動脈解離で発症し，咽喉頭運動の左右差，嚥下反射の惹起不全，食道入口部開大不全など（ ⑥ ）の嚥下障害を呈する。発声時に観察される咽頭後壁の（ ⑩ ）や声帯麻痺による（ ⑪ ）を認めることが多い。
- （ ⑦ ）は，障害部位により大脳皮質型，大脳基底核・内包型，脳幹型に分類され，大脳皮質型では失語，失行，失認など（ ⑫ ）を伴うことが多い。嚥下障害の特徴として，咽頭期嚥下のパターンは保たれるが，咀嚼や食塊形成，送り込みなど準備期と口腔期の障害があり，嚥下反射の開始が遅延するため，（ ⑬ ）でのむせ（誤嚥）が目立つ。

> **HINT**
> ▶嚥下反射の運動パターンを調節するCPGが障害される。

3 神経筋疾患の摂食嚥下障害について空欄を埋めなさい。

- パーキンソン病の嚥下障害は半数以上に合併するといわれており，重要な予後決定因子である。嚥下障害は，（ ⑭ ）重症度分類とは必ずしも関連せず，身体障害が軽症な場合でも嚥下障害を生じる場合がある。
- （ ⑮ ）は，上位運動ニューロンと下位運動ニューロンが選択的にかつ進行性に変性，消失していく疾患である。嚥下障害は病初期から認めることが多く，（ ⑯ ）による呼吸機能低下により嚥下と呼吸の協調障害や排痰能力の低下もみられる。
- 多系統萎縮症（multiple system atrophy：MSA）の嚥下障害は，パーキンソニズムを主徴とする（ ⑰ ）と小脳性運動失調を主徴とする（ ⑱ ）が報告されている。
- （ ⑲ ）は，中脳に萎縮を認め，歩行障害による易転倒性，垂直性核上性眼球運動障害，パーキンソニズム，精神症状，認知機能の低下を特徴とする進行性疾患である。嚥下障害はパーキンソン病に類似の症状を呈する。

第 2 章 摂食嚥下障害の基礎

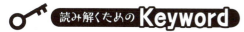

偽性球麻痺

偽性球麻痺は，皮質延髄路の両側性病変によって嚥下障害や構音障害を呈する。嚥下障害は準備期や口腔期の障害が目立ち，食物の取り込み障害，口からこぼれる，咀嚼能力の低下，口腔から咽頭への送り込み障害などを特徴とする。

ワレンベルグ症候群

延髄外側梗塞によって嚥下障害をきたすことが多い。嚥下障害は球麻痺を呈し，嚥下反射の惹起不全，喉頭挙上障害，咽頭収縮の低下，食道入口部開大不全などの咽頭期障害を生じる。咽頭期嚥下のパターン形成器（central pattern generator：CPG）の障害，咽頭収縮や食塊の通過側に左右差があることも本疾患の特徴である。右表に偽性球麻痺と球麻痺による嚥下障害の比較を示す。

● 偽性球麻痺と球麻痺の嚥下障害の比較

	偽性球麻痺	球麻痺
先行期	・認知症 ・高次脳機能障害（失語・失行・失認） ・感情失禁	・問題ない
準備期 口腔期	・顔面筋，舌筋の運動麻痺，筋力低下 ・口唇閉鎖不全による食物の取りこぼしや口腔保持の障害，早期咽頭流入，流涎 ・咀嚼の障害 ・舌による送り込み低下，口腔残留	・舌筋の萎縮 ・顔面神経麻痺を合併する場合もある ・問題ない症例も多い
咽頭期	・嚥下反射の遅延 ・喉頭挙上範囲は良好 ・嚥下圧はやや弱い	・嚥下反射の惹起不全 ・喉頭挙上，喉頭閉鎖の低下 ・咽頭収縮の低下，嚥下圧弱い ・食道入口部開大不全 ・パターン異常，協調不全

〔福岡達之（編著）：言語聴覚士のための摂食嚥下リハビリテーション Q&A―臨床がわかる 50 のヒント―．協同医書出版，138，2016 より一部改変〕

パーキンソン病の嚥下障害

先行期から食道期に至る嚥下過程全般に障害がみられる。口腔期では，舌の運動障害，咀嚼能力の低下，顎の強剛，流涎，口渇，咽頭期では嚥下反射遅延，喉頭挙上の制限，咽頭収縮力低下，咽頭残留，誤嚥がみられる。食道期では，食道入口部開大不全や食道蠕動の低下，胃食道逆流などを生じる。

筋萎縮性側索硬化症（amyotrophic lateral sclerosis：ALS）の嚥下障害

嚥下障害は，口腔期の障害が先行する場合と咽頭期の障害が先行する場合があるが，いずれも症状が進行すると，口腔期，咽頭期ともに障害される。呼吸不全と嚥下障害は並行して進行する。%FVC（努力性肺活量）が 50 以下になると胃瘻造設時のリスクが増すとされている。

重症筋無力症（myasthenia gravis：MG）

神経筋接合部の伝達障害による自己免疫疾患である。嚥下障害の特徴として，嚥下関連筋群の易疲労性，筋力低下，日内変動などがある。

ギラン・バレー症候群

顔面神経と舌咽・迷走神経が障害されやすく，しばしば嚥下障害を呈する。呼吸筋麻痺があると，嚥下と呼吸の協調障害，誤嚥物の排出力低下など嚥下に影響を及ぼす。

解答

1 ①摂食，②嚥下，③誤嚥，④窒息，⑤糖檎

2 ⑥球麻痺，⑦偽性球麻痺，⑧ワレンベルグ症候群，⑨後ろ（頸部後屈），⑩ラーソン反射，⑪徐脈，⑫高次脳機能障害，⑬水分（液体）

3 Hoehn-Yahr（ホーエン・ヤール），⑭筋萎縮性側索硬化症（amyotrophic lateral sclerosis：ALS），⑮多系統萎縮症，⑯呼吸筋麻痺，⑰ MSA-P，⑱ MSA-C，⑲進行性核上性麻痺（progressive supranuclear palsy：PSP）

1 摂食嚥下障害の定義 —— ②器質性，認知症，高次脳機能障害

1 器質性の摂食嚥下障害，その他の原因による摂食嚥下障害について空欄を埋めなさい。

- 口腔がんは，全がんの約1％を占め，最も頻度が高いのは（ ① ）である。
- 口腔がんの治療は早期がんでは手術療法や（ ② ）療法が行われる。
- 咽頭がんでは，中咽頭上壁の軟口蓋，中咽頭前壁の（ ③ ）部や咽頭壁の切除によって嚥下時の咽頭圧低下などの嚥下障害を生じる。
- 喉頭疾患（術後も含む）の嚥下障害で最も多い原因は（ ④ ）麻痺である。
- （ ⑤ ）では，根治術後に喉頭挙上の制限や（ ④ ）麻痺，吻合部狭窄による通過障害をきたすことがある。
- 強直性脊椎骨増殖症（Forestier病）などの頸椎疾患では，頸椎に増殖した（ ⑥ ）の圧迫により，食物の通過障害や嚥下運動の阻害が発生する。
- Plummer-Vinson症候群は，舌や食道粘膜の炎症，嚥下困難をきたす疾患であり，原因は（ ⑦ ）である。
- （ ⑧ ）は，下部食道噴門部の弛緩不全による食物の通過障害，食道の異常拡張などがみられる食道の機能的疾患である。
- （ ⑨ ）は，胃内容物が食道内へ逆流することで生じる逆流性疾患であり，胸やけ，呑酸，嚥下困難，嚥下痛などの症状がみられる。

> **HINT**
> ▶術後に化学療法を併用する場合が多い。

> **HINT**
> ▶上部消化管内視鏡検査，24時間pH測定，プロトンポンプ阻害薬（PPI）テストなどで診断する。

2 認知症の摂食嚥下障害について空欄を埋めなさい。

- （ ⑩ ）認知症は，発症早期には嚥下障害は目立たないが，食事をしたことを忘れる，食具の操作がわからなくなる，口腔内に食物を貯め込むなどの症状がみられる。
- （ ⑪ ）認知症は，脳血管障害の部位と範囲によって，麻痺や高次脳機能障害が起こり偽性球麻痺や球麻痺などの嚥下障害を生じる。
- （ ⑫ ）認知症では，注意や覚醒レベルの変動，幻視による食物認知の問題，視空間認知の低下，パーキンソニズムなどの症状がみられる。
- （ ⑬ ）認知症では，早食いにより口腔内に次々と食物を入れる，窒息しかけたりする，過食や常同的な食行動の異常，嗜好の変化などがみられる。

> **HINT**
> ▶不顕性誤嚥が多いことが特徴とされる。

3 高次脳機能障害の摂食嚥下障害について空欄を埋めなさい。

- 高次脳機能障害は，（ ⑭ ）期を中心に準備期，口腔期の嚥下機能に影響を及ぼす可能性がある。
- 全般性注意障害があると，食事に集中できない，途中で中断する，ペーシングの障害，食物や食器・食具が選択できないといった行動がみられる。（ ⑮ ）では，視覚的認知の障害によって，一側の食物に手をつけないなどの症状がみられる。
- 観念運動失行や観念失行により，食器・食具の操作が障害されることがある。（ ⑯ ）とは，嚥下器官に明らかな感覚・運動障害を認めず，かつ唾液嚥下などは可能であるが，意図的な嚥下運動が障害された状態をさす。

第2章 摂食嚥下障害の基礎

 読み解くための Keyword

口腔がん
　口腔がんは全がんのおよそ1％を占めており，上下顎歯肉，頬粘膜，舌前方2/3，口底，口蓋の部位に発生する．術後の嚥下障害の重症度は，切除部位や範囲によって決まるため，術前の腫瘍の部位や進展範囲から，術後の病態や重症度をある程度予測することができる．嚥下障害は，口唇閉鎖，咀嚼と食塊形成，口腔から咽頭への送り込みなど，準備期と口腔期が障害されやすい．舌がんでは，嚥下圧の低下などの障害が加わり，切除範囲が中咽頭に及ぶと鼻咽腔閉鎖不全や嚥下圧の低下が増強される．両側の頸部郭清術や頸部への放射線治療を行っている場合には，咽頭期の嚥下障害も生じる．

頸椎疾患による嚥下障害
　喉頭や咽頭の後方には頸椎があり，頸椎が骨化する頸椎疾患によって嚥下障害をきたすことがある．代表的な頸椎疾患としては，強直性脊椎骨増殖症 (ankylosing spinal hyperostosis: ASH, Forestier病) がある．嚥下障害を生じる機序として，①骨棘の直接の機械的圧迫，②二次的に生じる喉頭や食道の炎症・浮腫，③輪状咽頭筋の機能障害，④骨棘突出部による喉頭蓋の嚥下時の反転を障害，⑤喉頭・咽頭・食道に分布する神経の変性，などが考えられている．

● 嚥下障害をきたしうる疾患

- 強直性脊椎骨増殖症（ASH）
  Forestier病，全身性特発性骨増殖症，頸椎前縦靱帯骨化症
- 変形性頸椎症
- 頸椎前方固定術後
- 頸髄損傷，頸椎骨折
- 強直性脊椎炎
- 先天異常：頭蓋底陥入症，Klippel-Feil症候群，Chiari奇形

〔才藤栄一，他（監）：摂食嚥下リハビリテーション第3版．医歯薬出版，322，2017より一部改変〕

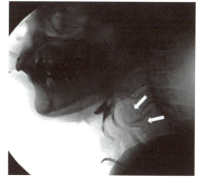

● 前縦靱帯骨化症（OALL）

認知症による嚥下障害
　認知症のタイプによって嚥下障害の病態は異なるため，個々の状態に応じた嚥下訓練と対応を行う．

● 認知症と嚥下障害のおもな症状

アルツハイマー型認知症	・嗜好や食欲の変化：甘味を好む，食欲の低下 ・見当識障害，遂行機能障害：食事をはじめない，停滞する，注意散漫，食器や食具の使用方法がわからない，異食など
血管性認知症	・偽性球麻痺や球麻痺による嚥下障害 ・食物の口への取り込みや口腔内保持の不良，食塊形成の障害 ・高次脳機能障害による先行期の障害
レビー小体型認知症	・パーキンソン症状：食べこぼし，姿勢の崩れ，送り込み障害，誤嚥など ・日内，日差変動：食欲の変動，嚥下動作の変動 ・薬剤の副作用による影響：意識レベルの低下，食欲の低下
前頭側頭型認知症	・食欲，嗜好の変化：大食，偏食，食事へのこだわりなど ・常同行動：食事中の立ち歩き，食事場所のこだわり

〔野原幹司（編）：認知症患者の摂食・嚥下リハビリテーション．南山堂，29-31，2011を参考に作成〕

解答

1 ①舌がん，②舌根，③舌骨，④咽頭腔，⑤喉頭蓋，⑥骨棘，⑦誤嚥性肺炎，⑧食道アトレジア，⑨胃食道逆流症
2 ⑩アルツハイマー病，⑪血管性，⑫レビー小体型，⑬側頭葉型
3 ⑭失行（認知），⑮半側空間無視 (unilateral spatial neglect : USN)，⑯嚥下失行

1 摂食嚥下障害の定義 ── ③小児

1 小児の摂食嚥下障害について空欄を埋めなさい。

- （ ① ）とは，筋緊張の低下を認める乳児の総称である。嚥下障害を生じる（ ① ）の代表的疾患には，ウェルドニッヒ・ホフマン病，プラダー・ウィリー症候群，先天性筋強直性ジストロフィー症などがある。
- 脳性麻痺は，小児の嚥下障害で最も多い疾患である。麻痺の部位や運動障害の性質，重症度，原因もさまざまであるため，多様な病態が含まれる。伸展反射が亢進し，痙性を示すタイプは（ ② ）型，不随意な非共同性の筋緊張を示すタイプは（ ③ ）型である。
- 脳性麻痺において，（ ④ ）の亢進は姿勢や呼吸運動，嚥下機能に影響を及ぼすため，姿勢と（ ④ ）をコントロールすることが重要である。
- 重症心身障害児は，（ ④ ）の亢進や呼吸障害，胸郭の変形，側彎などによって腹圧がかかりやすく，（ ⑤ ）を起こす頻度が高い。
- 脳性麻痺の口腔内の特徴として，口蓋の側方への拡大成長が阻害された結果生じる形態異常がみられる。この口蓋の形態異常を（ ⑥ ）という。
- 口蓋裂では鼻咽腔閉鎖不全により吸啜運動の低下や口蓋の裂部に乳首が入り込むなど哺乳障害がみられる。このような哺乳障害の改善を目的に裂部を覆うように作成される装置を（ ⑦ ）という。
- 上下顎の歯を噛み合わせたときに対合する前歯に隙間ができることがあり，これを（ ⑧ ）とよび，その部位に舌を介在させることで（ ⑧ ）が悪化する可能性がある。このような例では，舌突出を抑制し，口唇閉鎖を促す目的で口腔内装置を作成することがある。
- （ ⑨ ）症候群は，小顎症，舌根沈下，吸気性気道閉塞，口蓋裂を特徴とし，乳児期には哺乳障害がみられる。
- （ ⑩ ）症は，食道が途中で離断される先天性の疾患である。5つの病型（A，B，C，D，E型）があり，最も多いのは上部食道が完全に離断し，下部食道が気管とつながるC型である。
- （ ⑪ ）症候群の口腔内の特徴として，永久歯の先天欠如，狭口蓋，（ ⑥ ），反対咬合，（ ⑧ ），交叉咬合が多く，舌が大きくなる（ ⑫ ）や舌突出（筋緊張低下），溝状舌もみられる。
- 小児期に発症する筋ジストロフィーでは，（ ⑬ ）型筋ジストフィーが最も頻度が高い。口腔内の特徴としては，（ ⑫ ）を認め，舌尖部の突出がみられる。（ ⑧ ）の頻度も高く，歯列不正や下顎の形態異常，咀嚼筋の筋力低下によって咀嚼障害が認められる。

HINT
▶その他の脳性麻痺のタイプとして，固縮型，失調型，低緊張型，混合型がある。

HINT
▶乳首のゴム厚を裂側で厚くした口蓋裂児用乳首もある。

HINT
▶舌根沈下と咽頭腔の狭小化により呼吸障害を生じる。

HINT
▶21番染色体の過剰による疾患。

10

第2章 摂食嚥下障害の基礎

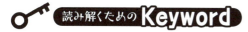 読み解くための Keyword

小児の嚥下障害の特徴

摂食嚥下機能は成長，発育期にあること，嚥下障害の原因は多岐にわたることが特徴であり，嚥下障害の病態と嚥下機能の発達段階を評価し，原因となる基礎疾患を理解しておく必要がある．小児の嚥下障害の原因の多くは中枢神経系，末梢神経，筋障害によって生じることが多い．

1. 未熟性	未熟児，低出生体重児，早産児
2. 解剖学的な構造異常（先天性，後天性）	・口腔咽頭に原因：腫瘍，口蓋裂，小顎症，巨舌，歯列・咬合異常など ・咽頭喉頭に原因：腫瘍，喉頭軟化症，扁桃肥大など ・食道に原因：食道閉鎖症，食道狭窄症，裂孔ヘルニアなど
3. 中枢神経・末梢神経・筋障害	・大脳，小脳に原因：脳性麻痺，染色体異常，低酸素性虚血性脳症，脳炎後遺症，ミトコンドリア脳筋症，多発性硬化症，レッシュ・ナイハン症候群など ・脳幹に原因：腫瘍（脳幹，後頭蓋窩），脊髄空洞症，脳神経核欠損，メビウス症候群，脳血管障害，脳動静脈奇形など ・脳神経，脊髄，末梢神経に原因：多発性神経炎，ジフテリア後麻痺，ポリオ，腫瘍（神経線維腫症）など ・筋に原因：筋疾患：筋ジストロフィー，先天性ミオパチー，ミトコンドリア脳筋症，プラダー・ウィリー症候群，代謝性筋疾患（甲状腺機能低下症）など
4. 咽頭・食道機能障害	胃食道逆流，食道弛緩症など
5. 全身状態	感染症，心疾患，呼吸器疾患など
6. 精神・心理的問題	拒食，経管依存症，食事恐怖症，医原性栄養過剰など
7. その他	口腔乾燥症，口内炎など

〔田角 勝，他（編著）：小児期の摂食・嚥下障害のさまざまな基礎疾患．小児の摂食・嚥下リハビリテーション．医歯薬出版，70, 2006〕

重度の脳性麻痺の摂食嚥下障害の特徴

・呼吸障害，誤嚥性肺炎の合併
・咽頭・喉頭に唾液や食物の滞留
・不顕性誤嚥
・筋緊張の亢進や低下による姿勢の影響
・消化管機能障害（胃食道逆流症など）
・年齢による改善や悪化

〔才藤栄一，他（監）：摂食嚥下リハビリテーション第3版．医歯薬出版，333, 2017〕

ダウン症の嚥下障害の特徴

知的障害に伴う症状として，早食い，丸飲み，犬食い，拒食（摂食拒否），偏食などがみられる．筋緊張低下に伴う症状として，丸飲み，舌突出，押しつぶし機能不全，咀嚼機能不全などがみられる．

解答 ①プロスタグランジン，②硬直，③アトニー，④嚥下，⑤胃食道逆流症，⑥唾液量，⑦Hotz（ホッツ）床，⑧開鼻，⑨エピペン®，⑩喜怒哀楽，⑪むせ，⑫巨舌，⑬チアノーゼ

2 摂食嚥下障害にかかわる解剖と生理 ── ①メカニズム

1 摂食嚥下のメカニズムについて空欄を埋めなさい。

- 嚥下の動態や病態を説明するための概念として嚥下モデルがある。3期モデルは最初に提唱された概念であり，口腔期，（ ① ），食道期のことをさす。
- 液体の命令嚥下に代表される4期モデルは，口腔（ ② ），口腔送り込み期，咽頭期，食道期に分けられる。
- 5期モデルは，（ ③ ），（ ② ），口腔期，咽頭期，食道期に分けられ，臨床モデルとよばれている。
- （ ③ ）は，食物を認識し，口へ運ぶ（捕食）までの時期である。食物を目で見て，匂いを嗅ぎ，食具や手を使って口まで運ぶ動作までをさす。意識レベルは Japan coma scale (JCS) で（ ④ ）桁が必要といわれている。
- （ ② ）は，食物を口唇や歯で口腔内に取り込んだ後，咀嚼と食塊形成を行い，嚥下しやすい状態にする時期である。食塊は前舌部や舌背部で保持されることが多く，口唇閉鎖，前舌部と口蓋の閉鎖，後舌部と（ ⑤ ）による口峡の閉鎖によって，嚥下開始前に液体などが咽頭へ流入しないように保持している。
- 口腔内で食物を保持する方法には，口蓋と舌背で保持する（ ⑥ ）型と口腔底で保持する（ ⑦ ）型があるといわれている。
- 口腔期は，口腔内で保持された食塊を舌運動によって（ ⑧ ）へ送り込む時期である。口腔内で保持された食塊を舌背にのせ，舌が前方から後方へ口蓋と接触するように挙上することで，食塊を後方へ送り込んでいる。
- 咽頭期において嚥下反射が惹起すると，軟口蓋挙上による鼻咽腔閉鎖，舌骨上筋群と（ ⑨ ）の収縮による舌骨喉頭の挙上，咽頭収縮，喉頭閉鎖，（ ⑩ ）の弛緩による食道入口部開大が起こる。（ ⑨ ）は舌骨下筋群に分類される筋である。
- 咽頭期における喉頭閉鎖は，声門閉鎖，喉頭前庭の閉鎖，（ ⑪ ）の反転による3つのレベルによって起こる。嚥下反射の間は呼吸は停止しており，これを（ ⑫ ）という。
- 食道期では，食道に送り込まれた食塊が食道の（ ⑬ ）運動によって胃へと運ばれる。食道と胃の接合部では，（ ⑭ ）が収縮しているが，嚥下のタイミングにあわせて弛緩する。
- 固形物の咀嚼嚥下モデルは，Palmer らによって提唱された（ ⑮ ）によって説明される。
- （ ⑮ ）において，口腔内に取り込んだ食物を舌運動によって臼歯部まで運ぶ過程を（ ⑯ ）という。咀嚼によって食物を粉砕し，唾液と混和することで食塊を形成する過程は processing（食物粉砕）といわれる。
- processing の間に，咀嚼された食物が舌によって中咽頭へ送り込まれる現象を（ ⑰ ）とよんでいる。（ ⑮ ）では，processing と（ ⑰ ）は重複していることが特徴である。

HINT
▶ 3期モデルの口腔期は，食塊が口峡部を通り，口腔から咽頭へ送り込まれる時期である。

HINT
▶ 意識障害や食欲低下，認知機能低下によって影響を受ける時期である。

HINT
▶ 食塊の保持と送り込みの際，前舌部と口蓋の支点をアンカーとよぶ。

HINT
▶ 咽頭期は約0.5～1秒以内で起こる。

HINT
▶ 液体の嚥下と固形物の咀嚼嚥下の動態は異なる。

第2章 摂食嚥下障害の基礎

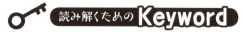

5期モデル
Leopold(レオポルド)によって提唱され，先行期(認知期)，準備期，口腔期，咽頭期，食道期に分けられる。

● 摂食嚥下の5期

先行期 (認知期)	食物を認識する(覚醒している) 食物の匂いを嗅ぎ，食具を使用して口へ運ぶ
準備期	口唇，歯による取り込み(捕食)。口唇，顎，舌による咀嚼と食塊形成 唾液分泌と食物との混合。口腔内の食塊保持
口腔期	舌の運動によって食塊を口腔から咽頭(入口部)へ送り込む 舌の前半部が上顎前歯に固定される(アンカー機能)
咽頭期	嚥下反射惹起，軟口蓋挙上，舌骨喉頭の挙上，咽頭収縮(嚥下圧生成)，喉頭閉鎖(声門閉鎖，喉頭前庭の閉鎖，喉頭蓋の反転)，輪状咽頭筋の弛緩による食道入口部開大
食道期	食道の蠕動運動(一次蠕動，二次蠕動)によって食塊を胃へ送り込む

嚥下の期と相
食塊の口腔から咽頭，食道への移動の状態を位相(phase)，嚥下中枢からの運動出力の時間的推移を期(stage)という。末梢あるいは中枢神経系の異常により，嚥下の期と位相にずれが生じることで嚥下障害が起こるととらえることができる。

tipper型とdipper型
Tipper型(舌背保持型)は，舌尖が歯茎部に接触し，口蓋と舌背で食塊を保持するタイプであり，dipper型(口腔底保持型)は，口腔前方部の口腔底で食塊を保持するタイプである。

プロセスモデル
・stage I transport(第1期輸送)：捕食した食物を臼歯部で咀嚼するため，舌のプルバック運動(pull back motion)によって臼歯部に運ばれる。
・processing(食物粉砕)：食物を咀嚼あるいは押しつぶして唾液と混和し，嚥下しやすい食塊を形成する。
・stage II transport(第2期輸送)：咀嚼によりある程度の嚥下しやすい状態になると，舌の中央部に集められ，舌の前方から後方への口蓋との接触により，食物は中咽頭に送り込まれる。このときの舌の能動的な動きは，舌の絞り込み運動(squeeze back)とよばれている。

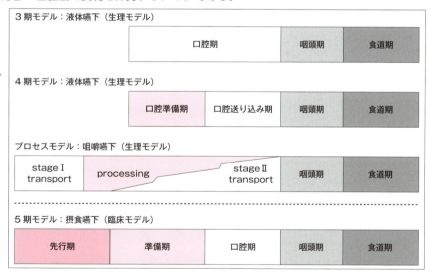

● 摂食嚥下モデル
〔倉智雅子(編著)：言語聴覚士のための摂食・嚥下障害学．医歯薬出版, 26, 2013〕

解答
①口腔期，②準備期，③先行期(認知期)，④I，⑤臼歯部，⑥tipper，⑦dipper，⑧口蓋，⑨舌背保持，⑩輪状咽頭筋，⑪喉頭蓋，⑫嚥下反射，⑬蠕動，⑭下部食道括約筋，⑮プロセスモデル，⑯stage I transport(第1期輸送)，⑰stage II transport(第2期輸送)

2 摂食嚥下障害にかかわる解剖と生理 ── ②嚥下の神経機構ほか

1 嚥下の神経機構について空欄を埋めなさい。

- 脳神経は（ ① ）対あり，嚥下に深く関与するのは第Ⅴ脳神経の（ ② ），第Ⅶ脳神経の（ ③ ），第Ⅸ脳神経の（ ④ ），第Ⅹ脳神経の（ ⑤ ），第Ⅻ脳神経の（ ⑥ ）である。
- 嚥下の末梢感覚は，おもに舌咽神経や迷走神経の分枝である（ ⑦ ）を介して，延髄の（ ⑧ ）に入力される。（ ⑧ ）から延髄網様体に存在する介在ニューロンを経由し，咽喉頭筋群の運動ニューロンである（ ⑨ ）や舌下神経核に情報を伝えている。
- 咽頭期嚥下のステレオタイプな一連の運動は，嚥下の（ ⑩ ）でその基本的なプログラムが形成されている。
- 脳幹の延髄には，嚥下中枢のほか，咀嚼中枢や（ ⑪ ）があり，解剖学的に重なり合っているだけでなく，機能的にも影響し合っている。
- 呼吸の位相には，吸息と呼息があり，嚥下と呼吸位相の関係は，「（ ⑫ ）－嚥下－（ ⑫ ）」のパターンが最も多いといわれている。

2 咀嚼，唾液，味覚について空欄を埋めなさい。

- 咀嚼運動には，開口筋である左右の（ ⑬ ），舌骨上筋群と閉口筋である咬筋，側頭筋，左右の（ ⑭ ）が関与し，これらは咀嚼筋ともいわれる。舌骨上筋群の一部を除いて，咀嚼筋は（ ② ）が支配している。
- 口輪筋や頬筋は，咀嚼運動にも関与し，（ ③ ）が支配している。
- 大唾液腺には，（ ⑮ ），（ ⑯ ），（ ⑰ ）があり，（ ⑮ ）では漿液性，（ ⑯ ）では混合性，（ ⑰ ）では粘液性の唾液が分泌される。
- （ ⑱ ）には，口唇腺，前舌腺，後舌腺，エブネル腺，頬腺，臼後腺（臼歯腺），口蓋腺がある。
- 唾液は1日に約1.5L分泌される。唾液の99％は（ ⑲ ）であり，残りの1％に電解質と有機質が含まれる。
- 味覚は舌前方2/3を顔面神経の分枝である（ ⑳ ）が，後方1/3は舌咽神経の分枝である（ ㉑ ）が支配している。

3 舌の機能解剖について空欄を埋めなさい。

- 舌筋群は，舌自体の形を変える（ ㉒ ）と舌の位置を変える（ ㉓ ）からなり，舌の運動はすべて（ ⑥ ）が支配している。
- 内舌筋のうち，（ ㉔ ）と下縦舌筋は，舌の短縮に関与し，それぞれ舌尖の挙上と下制を行う。（ ㉕ ）が収縮すると，舌は水平方向に細長くなる。（ ㉖ ）が収縮すると，舌は垂直方向に薄くなる。
- 外舌筋には，（ ㉗ ），舌骨舌筋，茎突舌筋があり，（ ㉗ ）は挺舌に作用する筋である。
- 舌の知覚は，舌前方2/3を三叉神経の分枝である（ ㉘ ）が，舌後方1/3を舌咽神経の分枝である（ ㉑ ）が支配している。

 HINT
▶嚥下後の呼吸が吸息ではじまると，下咽頭の残留物や気道への侵入物を誤嚥するリスクがある。

 HINT
▶味覚には甘味，塩味，酸味，苦味，うま味がある。

第2章 摂食嚥下障害の基礎

読み解くためのKeyword

嚥下中枢

咽頭期嚥下の極めて再現性の高いステレオタイプな運動は嚥下のパターン形成器（central pattern generator：CPG）によって遂行される。嚥下のCPGの構成要素となりうる嚥下関連ニューロン（swallowing-related neuron：SRN）が延髄内に同定されている。SRNは3つのタイプに分けられる。

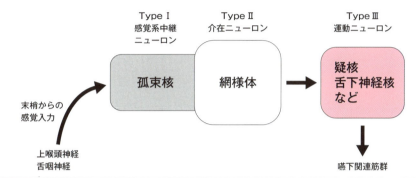

Type I	孤束核内に存在し，同側上喉頭神経から入力を受ける中継ニューロン
Type II	延髄小細胞性網様体に存在し，上喉頭神経から少数のシナプスを介して入力を受ける介在ニューロン。興奮性に働くType IIeと抑制性に働くType IIiに分けられる
Type III	咽喉頭筋群を支配する運動ニューロン（疑核や舌下神経核）

● 嚥下関連ニューロン

〔藤島一郎，他：脳卒中の摂食嚥下障害．第3版，医歯薬出版，63，2017，倉智雅子（編著）：言語聴覚士のための摂食・嚥下障害学．医歯薬出版，37，2013を参考に作成〕

唾液腺

顎下腺および舌下腺の唾液分泌は顔面神経，耳下腺の唾液分泌は舌咽神経により支配される。小唾液腺では，口蓋腺，後舌腺が粘液腺，エブネル腺が漿液腺，それ以外は混合腺である。

舌運動（内舌筋と外舌筋）

内舌筋	上縦舌筋	舌を短縮する。両側が収縮すると舌尖は上を向く。片側の上下縦舌筋が収縮すると舌尖は同側へ向く
	下縦舌筋	舌を短縮する。両側が収縮すると舌尖は下を向く。片側の上下縦舌筋が収縮すると舌尖は同側へ向く
	横舌筋	舌を細長くする
	垂直舌筋	舌を平らにして幅を広げる
外舌筋	オトガイ舌筋	舌を前方へ突出させる（舌突出筋）
	舌骨舌筋	舌縁が下がり舌は後退する。舌背は凸形になって舌は引っ込む
	茎突舌筋	舌根部は後方に引っ張られ，舌背は高くなる。片側のみ収縮すると舌はねじれる

〔藤島一郎，他：脳卒中の摂食嚥下障害．第3版，医歯薬出版，47，2017を参考に作成〕

2 摂食嚥下障害にかかわる解剖と生理 —— ③摂食嚥下に関する筋群，食道

1 口蓋筋群，舌骨筋群，喉頭筋群，咽頭筋群について空欄を埋めなさい。

- 口蓋筋群には，（ ① ），（ ② ），口蓋垂筋，口蓋舌筋，口蓋咽頭筋があり，（ ① ）と（ ② ）は軟口蓋の挙上に作用する。口蓋筋群のうち，（ ① ）のみ下顎神経（三叉神経）支配であり，その他の筋は咽頭神経叢の支配である。

- 咽頭粘膜の知覚と咽頭筋群の運動は（ ③ ）によって支配されている。咽頭筋群には，咽頭挙筋と咽頭収縮筋（上咽頭収縮筋，中咽頭収縮筋，下咽頭収縮筋）があり，嚥下時の咽頭圧生成に重要である。

- 発声や嚥下時において，咽頭後壁に生じる水平隆起を（ ④ ）隆起といい，これにより上咽頭と中咽頭が遮断される（鼻咽腔閉鎖）。

- 舌骨上筋群には，顎二腹筋，顎舌骨筋，（ ⑤ ），茎突舌骨筋があり，これらの筋は，舌骨が固定されているときは開口に作用し，下顎骨が固定されているときは舌骨の挙上に作用する。

- 舌骨喉頭挙上は，おもに舌下神経支配の（ ⑤ ）と舌骨下筋群である（ ⑥ ）の収縮により行われている。

- 舌骨下筋群には，（ ⑦ ），肩甲舌骨筋，胸骨甲状筋，（ ⑥ ）があり，すべて（ ⑧ ）が支配している。（ ⑥ ）は嚥下時に甲状軟骨を上方へ引く作用がある。

- 嚥下時の声帯の内転には，外側輪状披裂筋（側筋），披裂筋（横筋），甲状披裂筋（内筋）が関与している。吸気など声帯を外転させる唯一の筋は（ ⑨ ）である。

- 内喉頭筋群のうち，声帯を伸長して緊張を高める（ ⑩ ）は上喉頭神経外枝の支配であるが，その他の筋は下喉頭神経（反回神経）の支配である。

- （ ⑪ ）は通常は収縮して食道入口部を閉鎖しているが，嚥下時に弛緩して食塊の通過に作用する。

2 食道について空欄を埋めなさい。

- 食道は，通過部位によって（ ⑫ ）食道，（ ⑬ ）食道，腹部食道に分けられる。（ ⑬ ）食道は，胸骨上縁から食道裂孔の間で上部，中部，下部に分けられる。

- 食道の筋は，上部1/3は（ ⑭ ），下部1/3は（ ⑮ ）で，中部は両者が混在する。内側は輪状筋（内輪筋），外側は縦走筋（外縦筋）であり，食道の蠕動運動を行う。

- 食道の区分として，咽頭食道移行部（食道入口部）である第1狭窄部，（ ⑯ ）と気管が交叉（気管大動脈狭窄）する第2狭窄部，（ ⑰ ）を通過する第3狭窄部がある。

- 咽頭と食道の移行部には（ ⑪ ）があり，舌咽神経，迷走神経（反回神経）などの咽頭神経叢が支配している。食道と胃の移行部には（ ⑱ ）があり，食物が胃から食道へ逆流するのを防止している。

HINT
▶三叉神経支配の顎二腹筋前腹と顎舌骨筋，顔面神経支配の茎突舌骨筋も舌骨喉頭挙上に作用する。

HINT
▶舌骨下筋群は呼吸補助筋でもある。

HINT
▶食道の生理的狭窄部位といわれる。

第2章 摂食嚥下障害の基礎

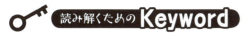 読み解くためのKeyword

口蓋筋群

口蓋帆張筋	口蓋帆を緊張させる	下顎神経（三叉神経）
口蓋帆挙筋	口蓋帆を挙上する	咽頭神経叢（舌咽神経・迷走神経・交感神経）
口蓋垂筋	口蓋垂を短縮して口峡を広くする	
口蓋舌筋	口蓋帆を下垂する。口峡を狭くする	
口蓋咽頭筋		

〔藤島一郎, 他：脳卒中の摂食嚥下障害. 第3版, 医歯薬出版, 47, 2017より一部改変〕

舌骨上筋群

顎二腹筋	舌骨が固定されているとき：下顎骨を下制（開口） 下顎骨が固定されているとき：舌骨を挙上	前腹：三叉神経 後腹：顔面神経
顎舌骨筋		三叉神経
オトガイ舌骨筋	舌骨が固定されているとき：下顎骨を後方に引く（開口） 下顎骨が固定されているとき：舌骨を前方に引く	舌下神経
茎突舌骨筋	舌骨を後上方へ挙上する	顔面神経

〔藤島一郎, 他：脳卒中の摂食嚥下障害. 第3版, 医歯薬出版, 48, 2017より一部改変〕

舌骨下筋群

胸骨舌骨筋	開口時に舌骨を下方へ引く 舌骨が固定されているとき：胸骨を引き上げる	頸神経
肩甲舌骨筋	開口時に舌骨を下方へ引く	
胸骨甲状筋	開口時に舌骨を下方へ引く 胸骨が固定されているとき：甲状軟骨を下方へ引く	
甲状舌骨筋	開口時に舌骨を下方へ引く 舌骨が固定されているとき：甲状軟骨を上方へ引く	

〔藤島一郎, 他：脳卒中の摂食嚥下障害. 第3版, 医歯薬出版, 48, 2017より一部改変〕

内喉頭筋群

輪状甲状筋（前筋）	声帯を伸長して緊張を高める	上喉頭神経外枝
後輪状披裂筋（後筋）	声帯を外転させる	下喉頭神経（反回神経）
外側輪状披裂筋（側筋）	披裂軟骨を前方に回旋し, 声帯を内転させる	
披裂筋（横筋）	左右の披裂軟骨を近づけて, 声帯を内転させる	
甲状披裂筋（内筋）	声帯の内転と短縮	

〔藤島一郎, 他：脳卒中の摂食嚥下障害. 第3版, 医歯薬出版, 49, 2017より一部改変〕

解答
1 ①口蓋帆張筋, ②口蓋挙筋, ③咽頭神経, ④パッシング, ⑤オトガイ舌骨筋, ⑥甲状舌骨筋, ⑦舌骨舌筋, ⑧顔面神経, ⑨舌咽神経, ⑩茎突咽頭筋（舌咽神経）, ⑪茎突咽頭筋（咽）,
2 ⑫喉頭蓋, ⑬喉頭, ⑭披裂部, ⑮仮声帯, ⑯大角, ⑰横隔膜, ⑱喉頭蓋谷

2 摂食嚥下障害にかかわる解剖と生理 ── ④各部の解剖学的名称

1 口腔，咽頭，喉頭の解剖学的名称について空欄を埋めなさい。

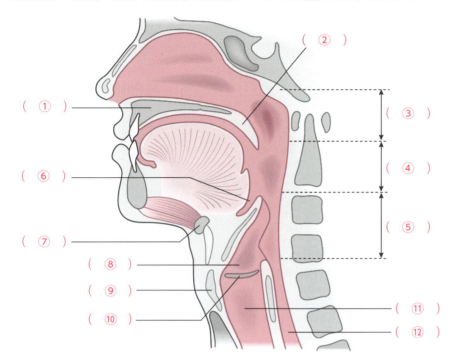

● 口腔，咽頭，喉頭の解剖

> **HINT**
> ▶咽頭は3つの領域に分けられる。

2 舌の解剖学的名称について空欄を埋めなさい。

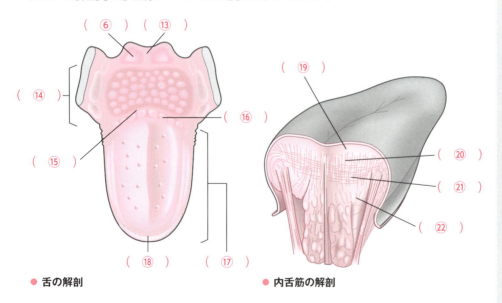

● 舌の解剖　　● 内舌筋の解剖

> **HINT**
> ▶内舌筋には4つの筋があり，舌の内部で起始・停止する。

第2章 摂食嚥下障害の基礎

読み解くための Keyword

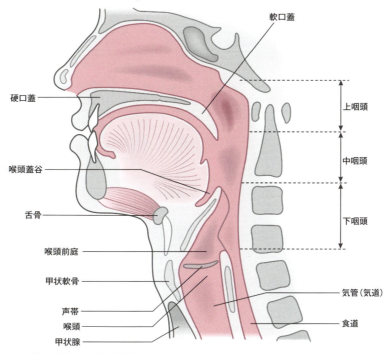

● 口腔，咽頭，喉頭の解剖

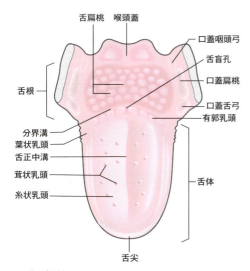

● 舌の解剖

● 内舌筋と外舌筋の解剖

解答
1 ①硬口蓋，②軟口蓋，③上咽頭，④中咽頭，⑤下咽頭，⑥喉頭蓋谷，⑦舌骨，⑧喉頭前庭，⑨甲状軟骨，⑩声帯，⑪気管（気道），⑫食道
2 ⑬喉頭蓋，⑭舌扁桃，⑮分界溝，⑯有郭乳頭，⑰舌尖，⑱舌体，⑲口蓋舌弓，⑳垂直舌筋，㉑横舌筋，㉒下縦舌筋

2 摂食嚥下障害にかかわる解剖と生理 ── ⑤各部の解剖学的名称

1 咀嚼筋の解剖学的名称について空欄を埋めなさい。

> 💡HINT
> ▶咀嚼筋は下顎骨に付着し下顎運動（主に咀嚼運動）に作用する筋の総称である。

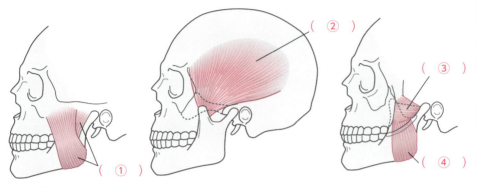

● 咀嚼筋

2 内喉頭筋群の解剖学的名称について空欄を埋めなさい。

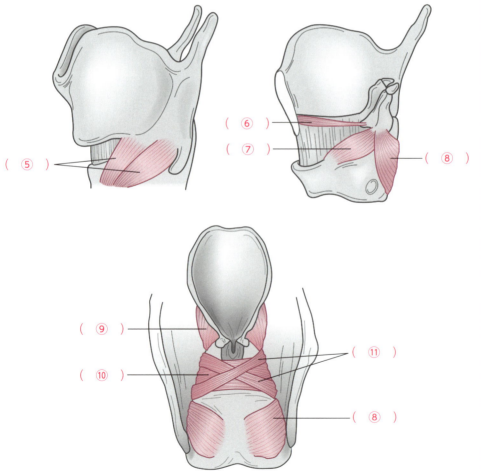

● 内喉頭筋群

第2章 摂食嚥下障害の基礎

読み解くためのKeyword

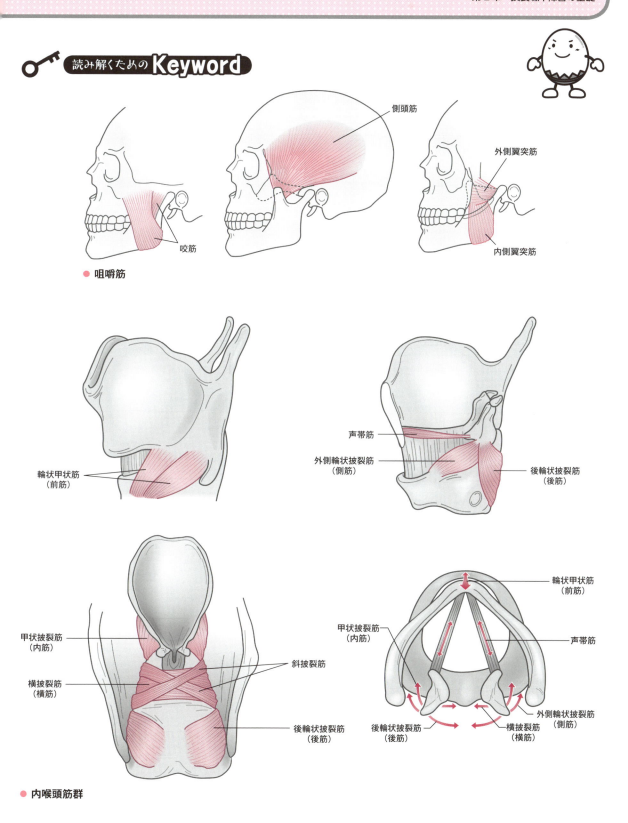

● 咀嚼筋

● 内喉頭筋群

2 摂食嚥下障害にかかわる解剖と生理 ── ⑥各部の解剖学的名称

❶舌骨筋群の解剖学的名称について空欄を埋めなさい。

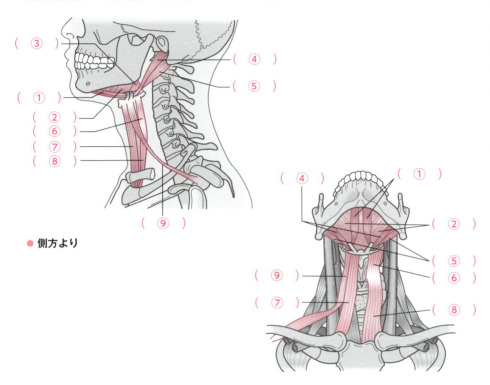

● 側方より

● 下方より

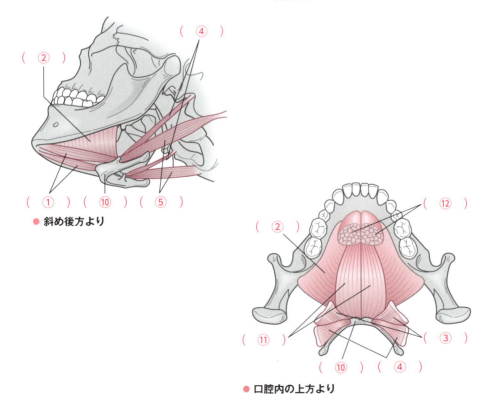

● 斜め後方より

● 口腔内の上方より

> 💡 HINT
> ▶舌骨上筋群は，舌骨と頭蓋の間に位置し，口腔底を形成する。

> 💡 HINT
> ▶舌骨下筋群は，舌骨より下方に位置する前頸筋群である。

読み解くための Keyword

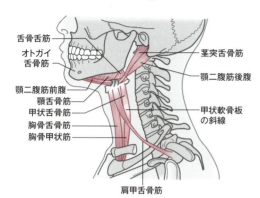
● 側方より

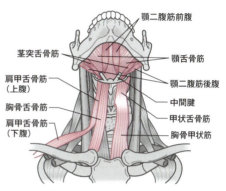
● 下方より

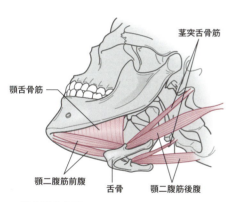
● 斜め後方より

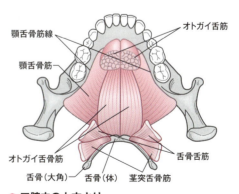
● 口腔内の上方より

舌骨筋群：①顎二腹筋前腹，②舌骨舌筋，③顎舌骨筋，④茎突舌骨筋，⑤顎二腹筋後腹，⑥甲状舌骨筋，⑦胸骨舌骨筋，⑧胸骨甲状筋，⑨肩甲舌骨筋，⑩オトガイ舌骨筋，⑪オトガイ舌筋

2 摂食嚥下障害にかかわる解剖と生理 ── ⑦摂食嚥下機能の発達

1 摂食嚥下機能の発達について空欄を埋めなさい。

- 上下唇の紅唇部や左右の口角部に触刺激を加えると，刺激を受けた方向に頭部を回転しながら開口し，刺激を与えたものを口腔内へ取り込もうとする原始反射を（ ① ）という。
- 口腔の前方から口腔内へ入ってきたもの（乳首や指，玩具など）に対して，舌で包むようにして口蓋に押しつけ，舌の後方を押し下げて陰圧にしながら吸い込むリズミカルな動きを（ ② ）という。
- 口角から指や玩具などを挿入して下顎臼歯相当部の歯槽堤を刺激すると，顎が閉じられて噛み込む動きが誘発される。この原始反射を（ ③ ）という。
- （ ① ），（ ② ），（ ③ ）は出生後（ ④ ）か月頃から消失する。
- 乳児，小児の口腔，咽頭腔は成人と比べて小さく，喉頭蓋先端は奥舌の直後にあり，（ ⑤ ）は高位にある。
- 生後1年半頃までの口唇期（口愛期）は，食物以外の異物を口に入れて飲み込む（ ⑥ ）や窒息事故が多い時期である。
- 乳歯は生後（ ⑦ ）か月頃より萌出し，上下左右各々に5本ずつ合計20本存在する。6歳頃より永久歯の萌出に伴い脱落する。
- 嚥下機能は，1歳くらいまでに哺乳期，離乳初期，離乳中期，離乳後期の順で発達するが，安定した成熟嚥下が完成するのは（ ⑧ ）歳頃である。
- 向井（2000）は正常な小児の摂食嚥下機能の発達を（ ⑨ ）段階に分け，各段階における特徴的な動きについて説明している。
- （ ⑩ ）期は，反射運動を中心とした哺乳運動が主体であり，指しゃぶりや玩具なめ，舌の突出などがみられる。
- （ ⑪ ）期では，下唇の内転（下唇を内側に入り込ませるようにして嚥下する動き）や舌尖の固定，舌の蠕動様運動での食塊移送などがみられ，離乳初期といわれる。
- （ ⑫ ）期では，顎・口唇の随意的閉鎖，上唇での取り込み（擦り取り）ができるようになる。顎運動は安定していないため，液体はうまく摂取できない。
- （ ⑬ ）期では，口角の水平の動き（左右対称），舌尖の口蓋皺襞への押しつけなどがみられ，離乳中期といわれる。舌と口蓋で柔らかい食物を押しつぶして嚥下するようになる。顎運動は単純な上下運動である。
- （ ⑭ ）期では，口角の引き（左右非対称），頰，口唇の協調運動，下顎の上下左右の運動などがみられ，離乳後期といわれる。臼歯に相当する歯茎を使って固形物をすりつぶすようになる。
- （ ⑮ ）期では，歯がため遊びや手づかみ遊びなど，手指機能が発達し，手と口の協調運動が開始される。
- （ ⑯ ）期では，体幹保持が安定し，徐々に手指を使って食物を口腔内に運ぶことができるようになる。
- （ ⑰ ）期では，スプーンやフォーク，箸のような食具を使って，食物を口に運ぶことができるようになる。

> **HINT**
> ▶Freud の発達段階：口唇期，肛門期，男根期（エディプス期），潜伏期，性器期。

> **HINT**
> ▶舌運動は前後のため，液状やすりつぶした食物しか摂取できない。

> **HINT**
> ▶箸動作は6歳くらいまで習熟が必要といわれている。

第2章 摂食嚥下障害の基礎

 読み解くための Keyword

経口摂取の準備

乳児のおもな口の動きは，哺乳にかかわる探索反射や吸啜反射，咬反射などの原始反射によってなされる。これらの原始反射は，口唇や舌，顎などが一体として動く反射様の運動であるが，神経系の発達に伴って消失し，随意的に動く分離運動へと発達する。哺乳反射（探索反射，吸啜反射，咬反射）は出生後4か月頃から消えはじめ，7か月くらいまでに消失する。

摂食嚥下の機能獲得過程

摂食嚥下の5期（先行期・準備期・口腔期・咽頭期・食道期）は，発達期の学習によって獲得される機能であり，小児期では摂食機能発達の8段階の観察が重要である。各段階には特徴的な動きが観察され，嚥下機能，摂食機能，手指機能の順に発達していく。

● 摂食機能発達の8段階

機能獲得過程	特徴的な動き
1.経口摂取準備期	哺乳反射，指しゃぶり，玩具なめ，舌突出など
2.嚥下機能獲得期	下唇の内転，舌尖の固定，食塊移送，舌の蠕動様運動など
3.捕食機能獲得期	顎・口唇の随意的閉鎖，上唇での取り込みなど
4.押しつぶし機能獲得期	口角の水平の動き（左右対称），偏平な赤唇など
5.すりつぶし機能獲得期	頬と口唇の協調，口角の引き，顎の偏位など
6.自食準備期	歯がため遊び，手づかみ遊びなど
7.手づかみ食べ機能獲得期	頸部の回旋，手掌での押し込み，前歯咬断など
8.食具食べ機能獲得期	頸部の回旋，食器の口角からの挿入，食器での押し込みなど

〔日本摂食嚥下リハビリテーション学会，他（編）：第6分野 小児の摂食嚥下障害 Ver.2. 医歯薬出版，8，2015〕

乳児と成人の喉頭位置の違い

乳児では口腔と咽頭の長さはほぼ同じで，喉頭が高位（第4頸椎）にあるため，中咽頭は存在しない（右図）。喉頭蓋先端は奥舌の直後にあり，乳児期の哺乳では，液体は喉頭蓋の左右を通過して食道に入るため，ほとんど呼吸を停止することなくリズミカルに吸乳することができる。

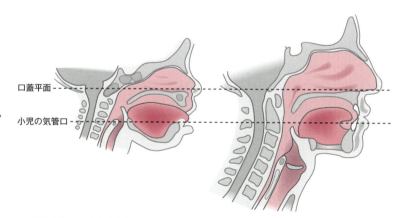

● 小児（左）と成人（右）での気管口の位置の比較
〔舘村 卓：臨床の口腔生理学に基づく摂食・嚥下障害のキュアとケア．医歯薬出版，21，2009を参考に作成〕

25

2 摂食嚥下障害にかかわる解剖と生理 ── ⑧加齢（老化）による摂食嚥下機能の変化

1 加齢（老化）による摂食嚥下機能の変化について空欄を埋めなさい。

- （ ① ）の脱落や欠損，咀嚼筋の筋力低下などによって咀嚼機能が低下する。咀嚼機能の低下は食物の口腔内残留や口腔衛生の悪化にもつながる。
- （ ② ）分泌の減少による口腔乾燥，口腔粘膜の知覚低下などにより食塊形成が困難になる。
- バルーン型の圧力計を用いて舌の力を測定する（ ③ ）の値は，若年者と比べ高齢者で低下する。舌運動機能の低下によって食塊の送り込み障害や口腔残留を生じやすくなる。
- 60 歳以上では，液体を口腔底で保持し，舌ですくい上げてから送り込む（ ④ ）型の割合が増加する。
- 靱帯や筋の緊張低下によって（ ⑤ ）が下垂する。特に男性において顕著である。（ ⑤ ）が下垂すると，挙上遅延や挙上不足により嚥下時の喉頭閉鎖が不十分となる。
- 咽喉頭の感覚閾値の上昇により，嚥下反射や咳嗽反射が惹起しにくいため，気道防御機能が低下して（ ⑥ ）を生じやすい。むせのない誤嚥ともよばれる。
- （ ⑦ ）の拡大や咽頭収縮力の低下によって嚥下圧が不足するため咽頭残留を生じ，食塊の咽頭通過速度も低下する。
- 輪状咽頭筋が適切に弛緩しなくなり，（ ⑧ ）の開大幅は縮小し，開大時間は短縮する。その結果，咽頭残留や誤嚥を生じやすくなる。
- 頸椎症などによって頸椎レベルに（ ⑨ ）を生じると，咽頭〜食道を圧迫し，嚥下器官の運動を阻害したり，食塊の通過障害を起こすことがある。
- 食道の蠕動運動が低下し，食塊の食道内停滞や通過時間の延長がみられる。下部食道括約筋の機能低下や食道裂孔ヘルニア，腹圧の上昇によって（ ⑩ ）を起こしやすい。
- 加齢以外に明らかな原因のない健常高齢者の嚥下機能の低下を（ ⑪ ）という。顕在する摂食嚥下障害は認めない。
- 加齢や疾患に伴う骨格筋肉量の減少と筋力もしくは身体機能の低下は（ ⑫ ）といわれる。加齢による一次性（ ⑫ ）と活動不足，疾患，栄養不良によって起こる二次性（ ⑫ ）に大別される。嚥下関連筋にも生じることから，口腔機能の低下や嚥下障害の原因として重要である。
- 高齢者の虚弱は（ ⑬ ）といわれ，加齢に伴うさまざまな機能変化や予備能力低下によって健康障害に対する脆弱性が増加した状態と定義されている。（ ⑬ ）の過程において，滑舌がわるくなる，硬い物が噛めなくなる，水分でむせることがあるなど，口腔機能の軽微な機能低下は（ ⑭ ）とよばれている。
- 適切な栄養管理は嚥下リハビリテーションを効果的に実施するのに重要である。低栄養は，高齢者のフレイルやサルコペニア，運動器の障害のために移動機能の低下をきたす（ ⑮ ）との関連も指摘されている。

💡 **HINT**
▶女性は男性より高位にある。

💡 **HINT**
▶咽喉頭の感覚閾値の上昇は感覚受容器の変性や萎縮，感覚神経線維数の減少，神経伝達速度の低下，中枢神経系の機能低下が原因といわれている。

💡 **HINT**
▶食塊の咽頭残留によって咽頭クリアランスが低下する。

💡 **HINT**
▶機能低下が進行すると，口腔機能低下症，摂食嚥下障害の原因となる。

第2章 摂食嚥下障害の基礎

読み解くための Keyword

高齢者の嚥下機能低下

領域	身体に起こる加齢性変化	嚥下に及ぼす影響
口腔	歯牙数減少 歯槽骨萎縮 咬合力低下 義歯装着，不適合義歯 唾液分泌の減少，口腔乾燥 舌の萎縮，筋力低下，舌圧低下 味覚低下	咀嚼能力の低下 送り込みの低下 口腔通過時間（口腔期）の延長 口腔残留 口腔衛生不良 食の楽しみの低減
咽頭・喉頭	感覚低下 喉頭下垂 咽頭腔の拡大 咽頭収縮力の低下 骨棘	嚥下反射の惹起遅延 咳反射の低下 喉頭挙上障害（→食道入口部開大不全） 喉頭閉鎖の低下，遅延 咽頭収縮不全 咽頭通過時間（咽頭期）の延長 食道入口部の開大幅の減少，開大時間の短縮 咽頭残留（咽頭クリアランス低下），誤嚥
食道	蠕動運動低下	食塊の停滞や食道通過時間の延長 胃食道逆流症
呼吸機能	呼吸筋の筋力低下 呼吸調節の低下 繊毛運動低下	咳嗽力，排痰力の低下 嚥下と呼吸のタイミングのずれ
認知機能	認知機能，精神機能の低下	食物認知の低下 食事時の注意・集中力の低下 摂食意欲の低下

〔倉智雅子：老嚥（presbyphagia）．MED REHABIL 212：199 - 204，2017〕

tipper 型と dipper 型

　　口腔準備期における食物の保持方法には 2 つの型がある。tipper 型（舌背保持型）は，舌尖が歯茎部に接触し，口蓋と舌背で食物を保持するタイプである。dipper 型（口腔底保持型）は，口腔前方の口腔底で食物を保持するタイプである。通常は tipper 型が多いが，60 歳以上では dipper 型の割合が増加するといわれている。

高齢者に多い疾患等

　　脳血管障害，頭蓋内腫瘍，パーキンソン病などの神経・筋疾患，頭頸部領域の放射線治療や手術，認知症，廃用症候群などは，高齢者の嚥下障害を重症化・複雑化する危険因子である。

　　サルコペニア（筋肉量減少症）は，口腔や嚥下関連筋にも生じるといわれており，嚥下障害の原因として注目されている。サルコペニアはフレイル（frailty，虚弱）の最大の原因でもある。近年，口腔機能の軽微な低下をオーラルフレイルといい，機能低下が進行すると口腔機能低下症や嚥下障害に移行するという概念が提唱されている。老嚥（presbyphagia，加齢性嚥下機能低下）は嚥下のフレイルである。

27

3 摂食嚥下障害の基礎症状

1 誤嚥について空欄を埋めなさい。

- 誤嚥とは食物や飲料，唾液が（ ① ）を越えて気管内に流入する状態である。食塊が喉頭に入っても，（ ① ）を越えて気管内に流入しない場合は（ ② ）とよぶ。
- 誤嚥の程度は，Rosenbek（ローゼンベック）らの（ ③ ）により評価することができる。
- 誤嚥は，発生メカニズムとタイミングからいくつかに分類されている。Logemann（ロゲマン）は，（ ④ ）誤嚥，（ ⑤ ）誤嚥，（ ⑥ ）誤嚥の3つのタイプに分類している。
- 平野らは，誤嚥を（ ⑦ ）誤嚥，（ ⑧ ）誤嚥，混合型誤嚥，嚥下運動不全型誤嚥の4つに分類している。（ ⑦ ）は喉頭挙上時，（ ⑧ ）は喉頭下降時に起こる誤嚥である。

2 摂食嚥下障害の合併症について空欄を埋めなさい。

- 嚥下障害の合併症として，誤嚥性肺炎，低栄養，脱水に注意しなければならない。肺炎は病院外で日常生活をしている人に発症する（ ⑨ ）肺炎，入院48時間以上経過した患者に新たに発症する（ ⑩ ）肺炎，医療ケアや介護を受けている人に発症する（ ⑪ ）肺炎に分類される。（ ⑪ ）肺炎の原因としては高齢者の誤嚥性肺炎が多い。
- 嘔吐により胃内容物を大量に誤嚥した場合には，急性の化学性肺炎を発症することがあり，（ ⑫ ）症候群とよばれる。
- 肺炎の症状としては，（ ⑬ ），咳嗽，喀痰や頻呼吸，頻脈が重要である。高齢者の誤嚥性肺炎では食欲不振，活気がない，ADL低下，咽頭貯留音，意識障害，失禁など非特異的な症状に注意が必要である。
- 誤嚥性肺炎の診断は，胸部X線検査の肺炎像や血液検査での白血球数（WBC）増加と（ ⑭ ）の亢進が重要である。
- （ ⑮ ）は，多量の誤嚥や嘔吐のエピソードはないが，微量の誤嚥を反復することにより細気管支の慢性炎症をきたした状態である。
- 気管挿管下の人工呼吸患者で，人工呼吸開始48時間以降に新たに発生した肺炎を（ ⑯ ）という。
- 脱水は体液量が正常以下になった状態であり，血漿浸透圧により，（ ⑰ ）脱水，（ ⑱ ）脱水，等張性脱水に分類される。（ ⑰ ）脱水はおもに水分が欠乏した状態であり，口渇や尿量の減少などを生じる。
- （ ⑱ ）脱水，等張性脱水は，水分よりも（ ⑲ ）の欠乏が主であり，循環血液量の減少による血圧低下，頭痛，めまい，悪心，立ちくらみなどの症状がみられる。水分と（ ⑲ ）の両方が欠乏した状態は混合性脱水とよばれる。
- 低栄養は，食欲低下や食事摂取量の減少などにより，必要なエネルギーや筋肉，皮膚，内臓を構成する（ ⑳ ）が不足した状態である。

HINT
▶胃切除後の胃食道逆流に関連した肺炎は，胃切除後誤嚥性肺炎といわれる。

第2章 摂食嚥下障害の基礎

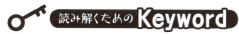

Logemannの誤嚥分類

誤嚥のタイプ	誤嚥の起こるタイミング	誤嚥の理由
嚥下前誤嚥	嚥下（反射惹起）前に起こる誤嚥	食塊の早期咽頭流入，嚥下反射惹起遅延
嚥下中誤嚥	嚥下（咽頭期）最中に起こる誤嚥	喉頭閉鎖不全（声門と声門上部），喉頭閉鎖のタイミングのずれ
嚥下後誤嚥	嚥下（咽頭期終了）後に起こる誤嚥	口腔・咽頭の残留

嚥下前誤嚥は舌運動障害による口腔保持不良，口腔および咽頭の感覚低下，嚥下反射の異常によって生じる。嚥下中誤嚥は声帯（喉頭）麻痺により嚥下時の喉頭閉鎖が不完全な場合や嚥下運動の協調障害が原因である。嚥下後誤嚥は咽頭収縮不全，喉頭挙上の制限，輪状咽頭筋弛緩不全などにより咽頭残留を生じる例に多い。

〔Logemann JA：Evaluation and Treatment of Swallowing Disorders, 2 nd ed. Pro-ed, 1998 より改変〕

平野らの誤嚥分類

誤嚥のタイプ	誤嚥の起こるタイミング	誤嚥の理由
喉頭挙上期型誤嚥	咽頭期の喉頭挙上時に起こる誤嚥	喉頭閉鎖不全
喉頭下降期型誤嚥	咽頭期の喉頭下降時に起こる誤嚥	駆出力の低下，鼻咽腔閉鎖不全，舌運動不全，咽頭収縮筋不全など
混合型誤嚥	喉頭挙上期型と下降期型の誤嚥が混在	上記すべて
嚥下運動不全型誤嚥	嚥下反射が惹起されない誤嚥	咽頭期の運動が起こらない

平野らの誤嚥分類は，嚥下障害改善手術や誤嚥防止術など，外科的治療の判断に有用とされている。
〔平野　実，他：誤嚥の臨床的分類とその意義―主として嚥下の動的障害について―．日気食会報 31：285 - 290，1980 より改変〕

肺炎の分類

- 市中肺炎（community-aquired pneumonia：CAP）
    病院外で日常生活をしている人に発症する肺炎
- 院内肺炎（hospital-aquired peumonia：HAP）
    入院48時間以上経過した患者に新たに出現した肺炎
- 医療・介護関連肺炎（nursing and healthcare-associated peumonia：NHCAP）
    医療ケアや介護を受けている人に発症する肺炎
    下記の定義項目を1つ以上満たす
    ①長期療養型病床群もしくは介護施設に入所している
    ②90日以内に病院を退院した
    ③介護を必要とする高齢者，身体障害者
    ④通院で断続的に血管内治療（透析，抗菌薬，化学療法，免疫抑制薬等）を受けている

〔日本呼吸器学会成人肺炎診療ガイドライン2017作成委員会（編）：成人肺炎診療ガイドライン2017．日本呼吸器学会，34，2017 を参考に作成〕

解答
1 ①専門医（医師），②歯科衛生士，③看護師・言語聴覚士・摂食嚥下障害看護認定看護師，④誤嚥の重症度スケール（8-point penetration-aspiration scale：PAS），⑤嚥下前，⑥嚥下後，⑦喉頭挙上期型，⑧咽頭期残留
2 ⑨市中，⑩院内，⑪医療・介護関連，⑫ムセ，⑬発熱，⑭炎症反応（CRP），⑮びまん性細気管支炎（diffuse panbronchiolitis：DPB），⑯人工呼吸器関連肺炎（ventilator associated pneumonia：VAP），⑰肺動脈，⑱低酸素，⑲チアノーゼ，⑳嚥下

MEMO

第 **3** 章

摂食嚥下障害の臨床

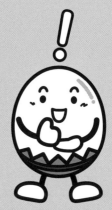

本章では摂食嚥下機能の評価と訓練，栄養管理について概観します。摂食嚥下機能を適切に評価することは，患者の状態に応じた訓練計画の立案や予後の予測にあたって大変重要です。評価に必要な情報収集から各種スクリーニング検査，嚥下造影検査，嚥下内視鏡検査などの精密検査についてみていきましょう。訓練は，間接訓練と直接訓練の基礎知識だけでなく，気管切開患者の摂食嚥下リハビリテーションや歯科補綴的対応，手術的治療の適応と種類についても学んでいきます。

1 摂食嚥下障害の評価 ── ①基本情報の収集ほか

1 基本情報の収集について空欄を埋めなさい。

- 患者や家族，関連する医療関係者への（ ① ）によって，嚥下障害を疑う所見や摂食状況，食事に対するニーズなどを聞き取る。

2 摂食観察について空欄を埋めなさい。

- 先行期では，覚醒状態，食欲，食物の認知，食物でない物を口に入れる（ ② ），食事に対する集中，1口量，食器・食具の使用などを観察する。
- 準備期，口腔期では，捕食から咀嚼と食塊形成，送り込みを観察する。口腔内での食塊保持が不良な場合，（ ③ ）流入によってむせを生じることがある。
- 咽頭期では，（ ④ ）の遅延，むせ，食事中や食後に声質が変化する（ ⑤ ）がないか観察する。
- 食道期では，酸っぱい液や食物が胃からのどに戻ってくる，胸やけがする，胸につかえるなどの訴えがあれば，（ ⑥ ）を疑う。

3 音声・構音検査について空欄を埋めなさい。

- 嚥下器官は音声・構音器官でもあることから，嚥下障害に（ ⑦ ）障害や（ ⑧ ）障害を合併することがある。検査の際，一方の異常所見から他方の障害を予測できる場合があるため，これらの機能を評価することが重要である。
- 声の評価では，（ ⑨ ），声の高さ，持続時間を測定する。
- 息漏れのある，気流雑音を含んだかすれ声を（ ⑩ ）といい，声門閉鎖不全を疑う声質である。発声持続時間の短縮，咳嗽力の減弱，嚥下能力の低下と関係する場合がある。
- ゴロゴロした声，ガラガラした声を（ ⑤ ）といい，咽喉頭に唾液や痰，食物が貯留している場合に聴取される。
- （ ⑪ ）は，軟口蓋挙上の低下など鼻咽腔閉鎖不全がある場合に聴取される共鳴異常である。嚥下時に食物の鼻咽腔への（ ⑫ ）や嚥下圧の不足による（ ⑬ ）が生じることもある。
- 構音の状態やプロソディを評価することで，嚥下器官の運動能力を推測できる。構音のスピードとリズムは，単音節や複数音節をできるだけ速く繰り返す（ ⑭ ）検査で評価する。

4 呼吸機能について空欄を埋めなさい。

- 嚥下と呼吸には密接な関係があり，嚥下の咽頭期には呼吸が停止する。これを（ ⑮ ）といい，食事摂取時には呼吸の停止と再開が繰り返される。
- 呼吸機能は，安静時呼吸のパターンや呼吸数，息こらえや深呼吸などの呼吸コントロールを評価する。随意的な（ ⑯ ）は，誤嚥物の喀出や排痰能力の評価に重要である。

> 💡 HINT
> ▶食道期の障害では，夜間に頻回の咳が出ることもある。

> 💡 HINT
> ▶口腔，咽頭，喉頭は嚥下と音声・構音に共通の器官である。

> 💡 HINT
> ▶嚥下圧の不足は咽頭クリアランスに影響する。

第3章 摂食嚥下障害の臨床

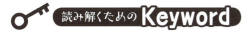

基本情報の収集

性別，年齢，診断名（疾患），画像所見，障害名，既往歴，家族歴，服薬，栄養状態，各種の検査結果などから患者の全体像を把握する．問診では，嚥下障害の症状に関する質問紙（聖隷式嚥下質問紙など）を利用すると効率よく情報を収集することができる．

摂食場面の観察

観察項目，症状	観察ポイント
食物の認識	ボーッとしている（意識レベルの低下），キョロキョロしている（注意散漫）
食器・食具の使用	箸やスプーンの使用が困難，口に到達する前にこぼす
食事内容の変化	特定のものをさけている，嗜好の変化
口からのこぼれ	食物の取り込み困難，口唇から食物こぼれる
咀嚼，食塊形成，送り込み	下顎の上下運動だけで，回旋運動がない 硬いものが噛めない，なかなか送り込めない，上を向いて嚥下する 口腔内（口腔前庭，舌背，口蓋）に食塊が残留する 咀嚼中にむせる（早期咽頭流入の可能性）
嚥下反射の惹起，むせ	なかなか嚥下反射が起こらない（嚥下反射惹起遅延） 特定のもの（汁物など）でむせる 食事のはじめにむせる，食事の後半にむせる
声の変化がある	食事中，食後に声が変化する（湿性嗄声）
摂食ペース，摂食時間	ペースが速い，1食に30～45分以上かかる
食欲	食欲低下，途中から食欲がなくなる
疲労	食事の途中から元気がない，疲れる
摂取量	1食に摂取できる量が少ない

〔藤島一郎，他：脳卒中の摂食嚥下障害．第3版，医歯薬出版，97，2017より一部改変〕

音声・構音

GRBAS尺度では，嗄声の重症度をG（grade）で判定し，R（rough，粗糙性），B（breathy，気息性），A（asthenic，無力性），S（strained，努力性）の声質を評価する．オーラルディアドコキネシス（oral diadochokinesis）は単音節（/pa/ /ta/ /ka/）や複数音節（/pataka/）を5秒間にできるだけ早く構音させ，交互反復によるスピードやリズムを評価する．

呼吸機能は，音声・構音および嚥下機能に関連しており，安静時の呼吸数と呼吸パターン，随意的な咳嗽能力，咳嗽の感覚的側面（咳嗽反射の惹起性）の評価も重要である．随意的な咳嗽力はピークフローメーター（マスク接続）を用いて最大咳嗽流速（peak cough flow：PCF）を測定することで評価可能である．PCFが160 L/分未満の場合，上気道からの分泌の排出は困難と報告されている．

解答
1 ①聞沢
2 ②誤嚥，③嚥下反射（惹起），④湿性嗄声，⑤胃食道逆流症
3 ⑥舌苔，⑦構音，⑧昼夜（日内），⑨耳鼻，⑩歯科保存，⑪開眼時，⑫涎流，⑬咽頭残留，⑭オーラルディアドコキネシス（oral diadochokinesis）
4 ⑮嚥下性肺呼吸，⑯咳嗽

1 摂食嚥下障害の評価 ── ②簡易検査および総合的検査

1 簡易検査（スクリーニングテスト）について空欄を埋めなさい。

- 嚥下障害の症状を聞き取る際，嚥下障害専用の（ ① ）を用いると問診の効率が上がる。問診はスクリーニングとしての役割もあり，新たな障害の発見につながることもある。
- 反復唾液飲みテスト（repetitive saliva swallowing test：RSST）は，（ ② ）秒間に唾液をできるだけ多く反復嚥下させる検査であり，（ ③ ）以下の場合を異常とする。検査時に舌骨，甲状軟骨，輪状軟骨を触診し，嚥下反射に伴う喉頭挙上を確認する。
- 改訂水飲みテスト（modified water swallowing test：MWST）は，水（ ④ ）mLを（ ⑤ ）に注入し，反応を5段階で評価する。むせのほか，（ ⑥ ）の有無や呼吸変化を評価する。評点が4点以上の場合，最大（ ⑦ ）回まで施行し，最も悪い場合の点数を評点とする。注意点として，むせのない（ ⑧ ）の検出は困難である。
- 窪田らの原法水飲みテストは水（ ⑨ ）mLを用いて行い，反応を5段階で評価する。5秒以内にむせなく飲むことができれば正常，それ以外は嚥下障害の疑いか異常と判定する。
- 段階的水飲み検査は食事を行っている患者に対し，水1mLから開始して段階的に量を増やし，最大で水（ ⑩ ）mLを用いて行う検査である。
- 気管切開患者では，インジゴカルミンやメチレンブルーなどの色素を用いた（ ⑪ ）を行う。嚥下後に気管切開孔から色素が出る場合は異常（誤嚥）である。（ ⑫ ）上の吸引や（ ⑫ ）の脱気後に色素が検出される場合も誤嚥と判定する。
- 食物テスト（food test：FT，フードテスト）は，茶さじ一杯の粥やプリンなどを嚥下させ，反応を5段階で評価する。MWSTとの違いは，1回の嚥下ごとに口腔内を観察し，（ ⑬ ）の有無を評価することである。
- 上記の簡易検査では，嚥下音や嚥下前後の呼吸音を評価する（ ⑭ ）法や呼吸状態をモニタリングする（ ⑮ ）の測定を併用する。（ ⑭ ）の部位は，輪状軟骨直下気管外側といわれている。
- （ ⑯ ）試験は，経鼻的に中咽頭に挿入した細いカテーテルから少量の蒸留水を注入し，嚥下が起こるまでの時間を測定する検査である。

2 摂食嚥下障害の総合的検査，重症度について空欄を埋めなさい。

- （ ⑰ ）は米国のGiselle Mannによって開発された嚥下障害の評価法であり，脳卒中急性期の嚥下障害と誤嚥を鑑別する総合的検査である。
- 藤島の摂食嚥下障害グレードは，嚥下障害患者の最大能力を（ ⑱ ）段階にグレード化して評価する方法である。グレード（grade）は数字が大きくなるほど正常に近づく。現在の摂食状況は，（ ⑲ ）を用いて評価する。

> **HINT**
> ▶ MWSTの評点が4点以上の場合は，反復嚥下を2回行わせる。

> **HINT**
> ▶水を飲み終わるまでの時間，プロフィール，エピソードを測定，観察する。

> **HINT**
> ▶ FTの評点が4点以上の場合は，反復嚥下を2回行わせる。

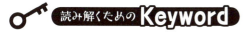

質問紙法

聖隷式嚥下質問紙，嚥下障害リスク評価尺度改訂版，EAT-10 などがある．パーキンソン病患者の嚥下障害を評価するための質問紙として，日本語版嚥下障害質問票（Japanese version swallowing disturbance questionnaire：SDQ-J）がある．

改訂水飲みテスト (modified water swallowing test：MWST)

1点：嚥下なし，むせまたは呼吸変化を伴う
2点：嚥下あり，呼吸変化を伴う
3点：嚥下あり，呼吸変化はないが，むせあるいは湿性嗄声を伴う
4点：嚥下あり，呼吸変化なし，むせ，湿性嗄声なし
5点：4に加え，追加嚥下運動（空嚥下）が30秒以内に2回以上可能
判定不能：口から出す，無反応

〔戸原 玄，他：videofluorographyを用いない摂食・嚥下障害評価フローチャート．日本摂食嚥下リハ会誌 10：220-230，2006〕

簡易嚥下誘発試験 (simple swallowing provocation test：SSPT)

仰臥位で5 Frカテーテルを経鼻的に咽頭へ挿入し，呼気終末にあわせて蒸留水（0.4 mLまたは2.0 mL）を注入する（下図）．注入から嚥下が誘発されるまでの時間を計測する．嚥下の誘発に3秒以上かかる場合は，異常と判定する．

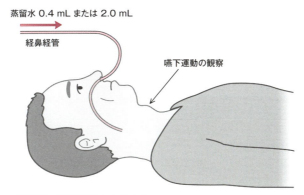

● 簡易嚥下誘発試験の実施方法
〔寺本信嗣：誤嚥性肺炎後の摂食機能療法．J Clin Rehabil 20：121-126，2011〕

重症度分類

藤島の摂食嚥下障害グレード，摂食状況のレベルのほかに，才藤らの臨床的重症度分類（dysphagia severity scale：DSS），摂食状態（eating status scale：ESS）が使用されている．FOIS（functional oral intake scale）は，Craryらが開発した経口摂取能力に関する7段階の評価法（level）である．信頼性と妥当性が検討されており，世界中で広く使用されている．

解答
① 質問紙，② 30，③ 2回，④ 3，⑤ 口腔，⑥ 湿性嗄声，⑦ 3，⑧ 不顕性誤嚥（silent aspiration），⑨ 30，⑩ 15，⑪ 複数チェスト，⑫ 7カフ，⑬ 口腔内視鏡，⑭ 頸部聴診，⑮ 口中廃棄摂取，⑯ 咽頭期嚥下，⑰ MASA（the Mann assessment of swallowing ability），⑱ 10，⑲ 摂食状況のレベル（food intake level scale：FILS）

1 摂食嚥下障害の評価 —— ③嚥下造影検査

1 嚥下造影検査について空欄を埋めなさい。

- 嚥下造影検査（videofluoroscopic examination of swallowing：VF）は，X線透視装置下で嚥下器官の動態と食物の流れを観察することができる。下図はVFで確認できる解剖学的部位である。空欄を埋めなさい。

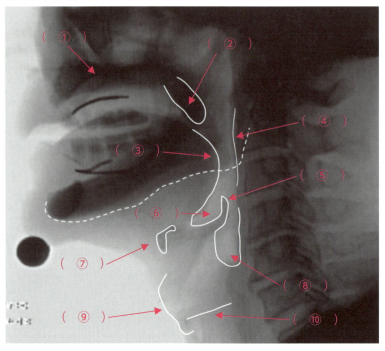

● 側面像

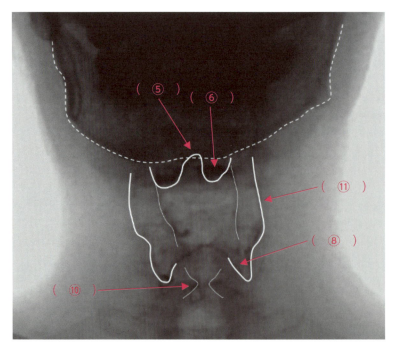

● 正面像

💡HINT
▶正面像では，嚥下運動と咽頭残留の左右差を観察することができる。

第3章 摂食嚥下障害の臨床

読み解くためのKeyword

VFで確認できる解剖学的部位

　頸椎は第1頸椎（C1）から第7頸椎（C7）まで7個あり，C1（環椎），C2（軸椎），C7（隆椎）は特徴的な形状をしていることからVFでも容易に確認できる（右図）。

　正常な頸椎は前彎しているが，高齢者にみられる円背では，上位頸椎の前彎と下位頸椎の後彎が増強し，姿勢の異常をきたす場合がある。

　骨棘は高齢者や頸椎疾患にみられる器質的異常であり，時に嚥下運動を阻害する原因となるので注意が必要である。

　VFでは，鼻腔，口腔，咽頭，喉頭，上部食道の各部位を観察することができる。咽頭は上咽頭（咽頭鼻部），中咽頭（咽頭口部），下咽頭（咽頭喉頭部）に分類される（下図）。

　側面像では，嚥下反射惹起の指標として，舌骨を確認する。喉頭や声帯は撮像環境によっては確認しにくいことも多い。正面像では下顎下縁付近に喉頭蓋および左右の喉頭蓋谷を確認できる。咽頭側壁および梨状陥凹（梨状窩）についても左右を確認する。

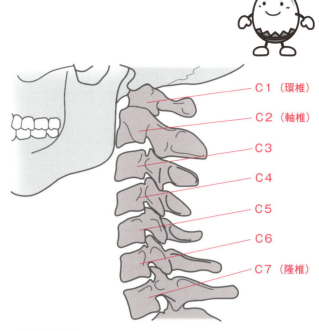

● 頸椎の側面

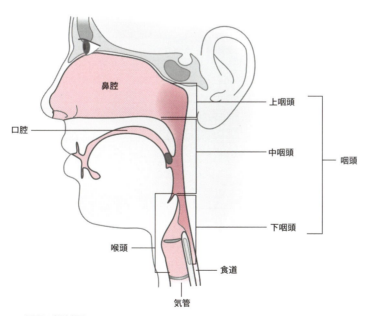

● 咽頭の解剖図

解答　①咽頭口部，②咽頭鼻部，③梨状（窩），④咽頭喉頭部，⑤喉頭蓋，⑥喉頭蓋谷，⑦舌骨，⑧梨状陥凹（梨状窩），⑨喉頭（由状軟骨），⑩声帯，⑪咽頭側壁

1 摂食嚥下障害の評価 —— ④嚥下造影検査

1 嚥下造影検査について空欄を埋めなさい。

- VFの目的は，嚥下障害の症状と病態の関係を明らかにする「（ ① ）のための検査」と，食品や姿勢，摂食方法，嚥下手技などの効果を確認する「（ ② ）のための検査」の2つに分けられる。
- （ ③ ）像では，口腔から（ ④ ）に至る嚥下の全過程を評価することができる。咽頭の運動や食物残留に左右差がある場合には，（ ⑤ ）像で評価する。
- VFはX線透視により（ ⑥ ）を伴うため，頻回に実施することはできない。
- VFは，（ ⑦ ）の立会の下に実施し，放射線科医師や（ ⑧ ）と協力し，検査環境を整えることが重要である。
- 一般には消化管造影剤である硫酸（ ⑨ ）を使用するが，小児や誤嚥の危険性が高い症例では，非イオン性ヨード系造影剤を用いる。
- VFに使用する試料は，造影剤を加えた模擬食品のほか，（ ⑩ ）を添加してさまざまな粘度に調整した造影剤を用いる。
- 準備期と口腔期では，（ ⑪ ）と歯による食物の取り込み，（ ⑫ ）と舌の運動による咀嚼と食塊形成が観察できる。（ ⑪ ）から食物のこぼれがないか確認する。食塊（おもに液体）の（ ⑬ ）が不良な場合，早期咽頭流入を生じて誤嚥のリスクが高まる。
- 固形物の咀嚼中には，食塊が中咽頭～下咽頭まで進行する（ ⑭ ）が観察される。
- 咽頭期では，（ ⑮ ）の惹起，（ ⑯ ）挙上による鼻咽腔閉鎖，舌骨と（ ⑰ ）の前上方移動，（ ⑱ ）の反転，輪状咽頭筋の弛緩による（ ⑲ ）開大を観察することができる。
- 舌根の（ ⑳ ）運動と（ ㉑ ）の接触は，咽頭圧（嚥下圧）の生成に重要である。
- 食物の咽頭残留は，（ ㉒ ）と（ ㉓ ）の部位に生じやすい。
- 誤嚥の程度は，Rosenbek（ローゼンベック）らの（ ㉔ ）により判定する。（ ㉕ ）に達する喉頭侵入があり，食塊が排出されない場合は5点となる。食塊が（ ㉕ ）を越えて気管に流入した場合は誤嚥（6～8点）である。
- 誤嚥した場合には，随意的な（ ㉖ ）によって食塊が排出されるか確認し，排出されない場合には吸引を行う。
- 食道期では，食道の（ ㉗ ）運動，食道残留，逆流のほか，ウェッブやアカラシアなど器質的異常の有無を観察する。

▶一側の咽頭麻痺があると咽頭残留は左右差を生じやすい。

▶誤嚥のタイミングによる分類には，Logemann（ロゲマン）の分類と平野らの分類がある。

第3章 摂食嚥下障害の臨床

 読み解くためのKeyword

VFの観察項目

検査食と嚥下器官の異常・動態を区別して評価する（右表）。詳細な評価法については，日本摂食嚥下リハビリテーション学会医療検討委員会が作成した「嚥下造影の検査法（詳細版）」[1]が参考になる。

● 観察項目

検査食の動態	解剖学的構造の異常・動き
口唇からのこぼれ 咀嚼状態 食塊形成 口腔残留（前庭部・口底部・舌背部） 咽頭への取り込み	形態学的異常（口腔） 口唇の開閉 下顎の動き 舌の動き 舌軟口蓋閉鎖
早期咽頭流入 咽頭通過 誤嚥・喉頭侵入とその量 口腔への逆流 咽頭残留・咽頭滞留（貯留） （喉頭蓋谷・梨状陥凹） 食道入口部の通過	形態的異常（咽頭） 舌根部の動き 鼻咽腔閉鎖 舌骨の動き 喉頭挙上 喉頭蓋の動き 喉頭閉鎖 咽頭壁の収縮 食道入口部の開大
食道残留 食道内逆流 胃食道逆流	形態学的異常（食道の蛇行・外部からの圧迫など） 食道蠕動 下食道括約筋の開大

〔日本摂食嚥下リハビリテーション学会医療検討委員会：嚥下造影の検査法（詳細版）．日摂食嚥下リハ会誌　18：166 - 186，2014〕

喉頭侵入・誤嚥の重症度スケール (8-point penetration-aspiration scale：PAS)

1点は正常，2〜5点は喉頭侵入，6〜8点は誤嚥である。喉頭侵入と誤嚥いずれも食塊の深達の程度と排出の有無を評価することがポイントである（右表）。

● PAS

1	喉頭に侵入しない
2	声門に達しない喉頭侵入があるが，排出される
3	声門に達しない喉頭侵入があり，排出もされない
4	声門に達する喉頭侵入があるが，排出される
5	声門に達する喉頭侵入があり，排出もされない
6	声門下まで食塊が入るが，声門上または気道の外へ排出される
7	声門下まで食塊が入り，努力しても気管から排出されない
8	声門下まで食塊が入り，排出努力がみられない

〔Rosenbek JC, et al.：A penetration-aspiration scale. Dysphagia 11：93 - 98，1996〕

1 摂食嚥下障害の評価 ── ⑤嚥下内視鏡検査

■1 嚥下内視鏡検査について空欄を埋めなさい。

- 嚥下内視鏡検査 (videoendoscopic examination of swallowing：VE) は，ファイバースコープを経鼻的に挿入し，鼻咽腔から声帯レベルまでの観察と嚥下器官と食物の動態を評価する検査である。下図は VE で確認できる解剖学的部位である。空欄を埋めなさい。

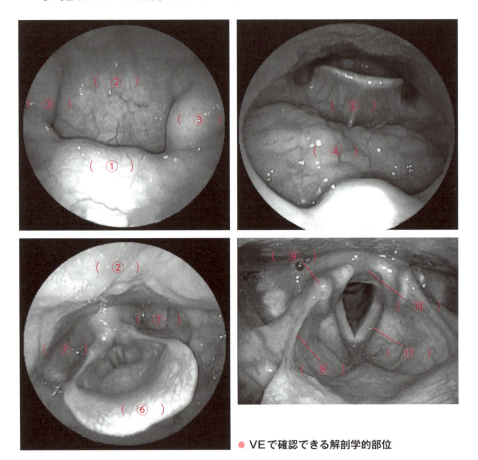

● VE で確認できる解剖学的部位

- VE は，VF で観察することのできない粘膜の状態や唾液の貯留，痰の付着などの（ ⑫ ）状態を評価することができる。
- 呼吸，発声，咳嗽時の（ ⑪ ）の運動を直接観察することができる。
- 内視鏡先端を用いて喉頭蓋や披裂部を刺激することで，嚥下反射や喉頭防御反応など，咽喉頭の（ ⑬ ）の評価が可能である。
- VE では口腔を観察することはできないため，食物の咀嚼や食塊形成など（ ⑭ ）期の嚥下運動は評価することができない。
- 咽頭期には（ ⑮ ）が生じるため，嚥下の瞬間や（ ⑯ ）の挙上は観察することができない。咽頭収縮が弱い症例では，（ ⑮ ）は不明瞭になる。

💡 HINT
▶赤玉現象ともいわれる。

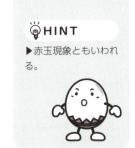

読み解くための Keyword

VFとVEの違い

VFとVEはどちらも嚥下障害の評価に有用な検査であるが，それぞれ利点と欠点がある（左下表）．VFでは，口腔から咽頭に至る嚥下の全過程を観察することができるが，VEは口腔や嚥下反射の瞬間が観察できないことが欠点である．VFにないVEの利点として，咽喉頭の衛生状態や感覚，声帯の運動が観察できることや，被曝がないため頻回の実施が可能であり，携帯性にもすぐれている．

VEの観察項目

上咽頭，中咽頭，下咽頭の各レベルにおける静的所見と発声，呼吸，嚥下の動態，食物の状態を観察する（右下表）．評価表は，日本摂食嚥下リハビリテーション学会医療検討委員会が作成した「嚥下内視鏡検査の手順2012改訂（修正版）」や嚥下内視鏡所見のスコア評価（兵頭スコア）が参考になる．

● VEとVFの観察項目の比較

嚥下動態，症状	VE	VF
咀嚼，食塊形成	×	◎
奥舌への食塊移送	×	◎
鼻咽腔閉鎖	○	○
喉頭挙上	△	◎
咽頭収縮	△	○
喉頭蓋の反転	△	◎
声門閉鎖	◎	△
嚥下反射の遅延	◎	◎
誤嚥	△	◎
咽頭残留	◎	○
感覚の評価	○	×
輪状咽頭筋弛緩不全	×	◎
咽頭，喉頭粘膜の状態	◎	×
食道	×	○

〔倉智雅子（編著）：言語聴覚士のための摂食・嚥下障害学．医歯薬出版，105，2013より一部改変〕

● VEにおける観察点

1.検査食を用いない状態での観察	
(1) 器質的異常	咽頭，喉頭での形態異常や腫瘍の有無
(2) 鼻咽腔閉鎖	空嚥下や発声時の鼻咽腔の閉鎖状況
(3) 咽頭・喉頭の運動	咽頭麻痺や声帯麻痺の有無，不随意運動の有無
(4) 唾液貯留や食物残留	喉頭蓋谷や梨状陥凹における貯留
(5) 咽頭・喉頭の感覚	内視鏡での刺激による咳反射など
2.着色水を用いた嚥下状態の観察	
(1) 早期咽頭流入	嚥下を指示する前の咽頭への流入の有無
(2) 嚥下反射の惹起性	ホワイトアウトのタイミング
(3) 咽頭残留	嚥下運動終了後の着色水残留の程度
(4) 喉頭流入（侵入）・誤嚥	喉頭あるいは気管内への着色水流入の有無

〔倉智雅子（編著）：言語聴覚士のための摂食・嚥下障害学．医歯薬出版，104，2013〕

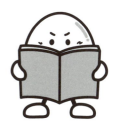

1 摂食嚥下障害の評価 ── ⑥その他の検査

1その他の検査について空欄を埋めなさい。

- （ ① ）検査は，圧トランスデューサーが付いたカテーテルを経鼻的に食道まで挿入し，咽頭から食道の静止圧や嚥下運動による内圧変化を測定する検査である。嚥下時には，上咽頭から中咽頭，下咽頭，輪状咽頭筋へと内圧が発生する。
- 超音波エコー検査は，（ ② ）の運動や食塊の形成・移送など，おもに口腔期を評価する際に用いられる。
- （ ③ ）検査は，表面電極や針電極を用いて嚥下筋の筋活動やタイミングのずれを評価する検査である。輪状咽頭筋弛緩不全の確定診断に有用な検査といわれている。
- 肺シンチグラフィは，夜間に少量のアイソトープを口腔内に入れて肺への集積を評価する検査であり，（ ④ ）の検出に有用な検査である。
- クエン酸を用いた（ ⑤ ）は，咳反射誘発の評価や不顕性誤嚥のスクリーニングに有用な検査である。誤嚥性肺炎を繰り返す嚥下障害患者では，咳反射が誘発されにくいと報告されている。
- （ ⑥ ）は，頸部で嚥下時の喉頭挙上に伴う声門のインピーダンス変化を記録，解析する検査である。
- 嚥下CTは，320列面検出器型CT（320-ADCT）により，嚥下に関連する器官と嚥下動態を三次元で描出できる検査である。（ ⑦ ）を伴うため，頻回に実施することはできない。
- （ ⑧ ）は，口腔内に挿入した風船型のプローブを舌で最大に押し潰したときの圧力であり，舌の運動機能（筋力）の指標となる。

> 💡**HINT**
> ▶刺激物として，クエン酸，酒石酸，カプサイシンなどを用いる。

> 💡**HINT**
> ▶甲状軟骨の両側に2個の電極を装着して記録する。

> 💡**HINT**
> ▶口腔機能低下症の診断指標の一つである。

読み解くためのKeyword

筋電図検査

筋電図に用いられる電極は，針電極，表面電極，ワイヤー電極があり，それぞれの電極から筋の活動電位を導出する。表面筋電図では，口輪筋，咬筋，舌骨上筋群など嚥下筋の筋活動を記録することができる（右図）。針筋電図は輪状咽頭筋の筋活動を評価するのに有用な検査である。

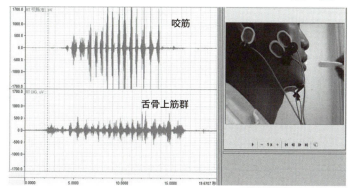

● 表面筋電図

咳テスト (cough test：CT)

1.0％クエン酸生理食塩水溶液をネブライザから経口的に吸入させる（下図）。1分間で咳が5回誘発された場合を正常（陰性），4回以下を異常（陽性）と判定する。喘息の既往患者には実施しない。

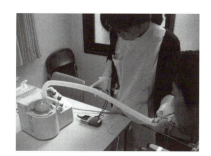

● 超音波ネブライザ

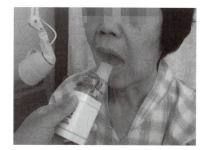

● 携帯可能なメッシュ式ネブライザ

舌圧

舌圧測定器を用いて舌の随意的な最大押し上げ能力を評価する（下図）。最大舌圧の値は，高齢者や嚥下障害患者で低下することや，握力，栄養状態，食形態と関連することが報告されている。

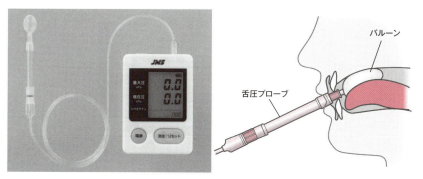

● JMS舌圧測定器と測定方法

〔ジェイ・エム・エス：JMS舌圧測定器カタログ．http://orarize.com/zetsuatsu/download/zetsuatsu_catalog.pdfより改変〕

2 摂食嚥下障害の訓練 ── ①間接訓練

1 間接訓練について空欄を埋めなさい。

- 嚥下訓練には，食物を用いずに基礎訓練を行う間接訓練と食物を用いて摂食訓練を行う（ ① ）がある．経口摂食を目標とした嚥下訓練を効果的に行うためには，間接訓練だけでなく，（ ① ）を併用することが重要である．
- 口唇閉鎖，開口・閉口，舌運動を行う各器官に対して，可動域の拡大や筋力増強訓練を実施する．舌の筋力増強訓練によって（ ② ）が上昇することが報告されている．口唇，下顎，舌は嚥下と構音に共通する器官であることから，準備期と口腔期の改善を目的に構音訓練を利用することもある．
- （ ③ ）療法は睡眠時無呼吸症候群の治療に用いられているが，構音や嚥下訓練に転用することで軟口蓋挙上を強化できる可能性がある．コップに入れた水をストローで吹く（ ④ ）訓練は，嚥下時の軟口蓋挙上を強化する方法としては科学的根拠がない．
- 嚥下反射を誘発するためのthermal-tactile stimulation（冷圧刺激）の刺激部位は，（ ⑤ ）に対して行う．嚥下反射の誘発を目的としたほかの訓練法として，のどのアイスマッサージや氷なめ訓練，味覚刺激，チューブ嚥下訓練などがある．種々の感覚入力刺激は，嚥下反射誘発の即時的な効果が確認されているが，長期的な効果については科学的な根拠はない．
- （ ⑥ ）は，舌を後上方に随意的に強く押し上げて嚥下する方法であり，舌後退運動を強化するために行う訓練法である．咽頭残留を認める症例に有効とされている．前舌を口蓋に強く接触したまま嚥下する方法は，（ ⑦ ）強調嚥下とよばれ，同様の効果がある．
- （ ⑧ ）はマサコ法ともよばれ，舌根部と（ ⑨ ）を強化する訓練法である．前方に挺出した舌を歯で軽く噛んで嚥下させる方法である．咽頭残留を認める症例に有効とされている．本方法は，筋力増強訓練に分類されるため，（ ① ）に用いてはならない．
- （ ⑩ ）は，意識的に声門を閉鎖して嚥下する訓練法である．反回神経麻痺など声門閉鎖不全を認める症例に有効な方法である．嚥下時の声門上閉鎖を強化し，披裂部の内転を伴う方法は，（ ⑪ ）といわれている．嚥下パターン訓練では，吸気，声門閉鎖，嚥下の後に（ ⑫ ）を加える．これらの訓練法は代償嚥下として（ ① ）で用いる場合もある．
- 声門閉鎖を強化する方法として，壁などに手を強く押しあてる（ ⑬ ）法や椅坐位で座面部を強く持ち上げる（ ⑭ ）法などがある．

> **HINT**
> ▶気道内に陽圧をかけて，気道の狭窄や閉塞の予防を目的としている．

> **HINT**
> ▶「舌噛みゴックン」「舌噛み嚥下」などと教示すると理解が得られやすい．

> **HINT**
> ▶嚥下内視鏡を用いた視覚的フィードバックも有効である．

第3章 摂食嚥下障害の臨床

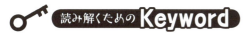
読み解くための Keyword

前口蓋弓冷圧刺激とのどのアイスマッサージ

	冷圧刺激法	のどのアイスマッサージ
使用するもの	間接喉頭鏡	凍らせた綿棒
刺激部位	前口蓋弓	前口蓋弓，舌根部，咽頭後壁，頬粘膜
刺激法	粘膜表面を上下に軽くこする	粘膜面をなでたり，押したりしてマッサージする
反応	刺激後に嚥下をすると，嚥下反射惹起までの時間が短縮	①刺激中に嚥下が起こる ②刺激後に嚥下が自動的に起こる ③刺激後に嚥下をすると，嚥下反射惹起までの時間が短縮する
適応患者	指示に従い，開口して刺激が可能，かつ自発的に嚥下ができる患者	意識障害や指示に従えない患者，開口してくれない患者にも実施可能

〔Sciortino KF, et al.：Dysphagia 18：16-26, 2003. 倉智雅子（編著）：言語聴覚士のための摂食・嚥下障害学. 医歯薬出版, 127, 2013 を参考に作成〕

前舌保持嚥下法

横舌筋は解剖学的に上咽頭収縮筋とリング状に連結している．舌を前方で保持して嚥下することで，咽頭収縮筋の代償的な運動を目的としている．左下図は，中咽頭がんで舌根部を切除した症例であるが，嚥下時に咽頭後壁が隆起しているのが確認できる．対象となるのは，嚥下時に舌根部と咽頭後壁の接触が不十分（咽頭収縮不全）で咽頭残留を認める患者である．方法は，前舌部を上下前歯で保持させた状態で嚥下を行う（右下図）．

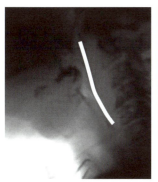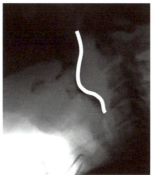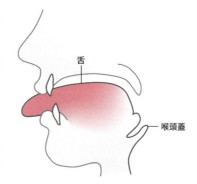

● 舌根部切除例における咽頭後壁の隆起　　● 前舌保持嚥下の方法

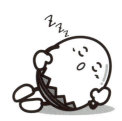

①喉頭蓋，②舌骨，③声門，④ブローイング，⑤咽頭期，⑥努力嚥下（effortful swallow），⑦アプリー，⑧随意的喉頭挙上，⑨咽頭収縮，⑩息こらえ嚥下（supraglottic swallow），⑪強い息こらえ嚥下（super supraglottic swallow），⑫随意的咳嗽，⑬アプリー，⑭プリン

2 摂食嚥下障害の訓練 —— ②間接訓練

1 間接訓練について空欄を埋めなさい。

- 頭部挙上訓練（シャキア法）は，（ ① ）の筋力を強化し，舌骨・喉頭の挙上と（ ② ）開大の改善を目的とした訓練法である。両肩を接地した状態で，頭頸部の屈曲を（ ③ ）分間保持する等尺性（収縮）運動と，（ ④ ）回の反復挙上を行う等張性（収縮）運動がある。
- （ ⑤ ）体操は，額に手を当てて抵抗を加え，おへそをみるように強く頭頸部を屈曲する訓練法である。舌骨・喉頭挙上の改善を目的に自主訓練として行う頭部挙上訓練の変法と考えられる。ほかの変法として，開口訓練や徒手的頸部筋力増強訓練などがある。
- （ ⑥ ）法は，嚥下する際，意識的に喉頭挙上位を数秒間維持する訓練法である。喉頭挙上を改善させ，食道入口部の開大幅と開大時間の延長を図る目的がある。本方法は直接訓練に用いる場合もある。
- 呼気筋トレーニングは，呼吸訓練用器具を用いて，一定の抵抗負荷を加えて呼気訓練を行う方法であり，（ ① ）の筋力増強効果により，舌骨・喉頭挙上や食道入口部開大の改善が期待できる。
- 輪状咽頭筋弛緩不全の症例に対して，食道入口部の拡張を目的とした（ ⑦ ）法を実施することがある。ワレンベルグ症候群など球麻痺症例が代表的であるが，ほかの疾患においても効果が確認されており，適用は拡大している。
- 呼吸訓練のうち，鼻から吸気を行い，呼気は口をすぼめながら細く，ゆっくりと吐く呼吸法を（ ⑧ ）という。呼気時に気道閉塞の軽減や気道内圧の上昇，換気効率の改善などを目的としている。吸気時に腹部の拡張運動を強調する（ ⑨ ）や，呼吸運動の強調部位は特定せず，十分な呼気とゆっくりとした大きな吸気を行う（ ⑩ ）も有効である。
- 咳嗽は，大きな吸気，（ ⑪ ）の閉鎖による胸腔内圧の上昇，（ ⑪ ）の開放による爆発的な呼気の過程によって生じる。
- 嚥下障害患者においては，排痰のほか，唾液や誤嚥物を排出するための訓練として随意的な咳を行う。咳嗽が困難な症例では，深く吸気を行わせてからできるだけ強く呼気を行う（ ⑫ ）が有効である。
- 口腔ケアは，口腔内の環境を改善するだけでなく，（ ⑬ ）の発症予防に効果的である。
- 口腔ケアは，口腔衛生状態の改善を目的に口腔清掃を行う（ ⑭ ）口腔ケアと，口腔機能の維持・改善を目的とする（ ⑮ ）口腔ケアに分類される。（ ⑮ ）口腔ケアは，口腔内の感覚促通を目的とした間接訓練としても有効である。実施者による分類として，本人または介護者が行う日常的口腔ケアと口腔ケアに関する知識・経験をもつ歯科医師，歯科衛生士，看護師，言語聴覚士などによって行われる専門的口腔ケアがある。

> HINT
> ▶両肩が上がらないようにし，足先をみるように頭部を挙上する。

> HINT
> ▶呼気筋トレーニング（expiratory muscle strength training：EMST）。

> HINT
> ▶尿道カテーテル（12～18Fr）を用いることが多いが，食道入口部拡張専用のカテーテルもある。

読み解くための Keyword

頭部挙上訓練（シャキア法）
舌骨上筋群の筋力を強化し，舌骨・喉頭の挙上を改善させるための訓練には多くの変法が提唱されている。自主訓練としても実施が可能であり，症例の能力に応じて選択する。

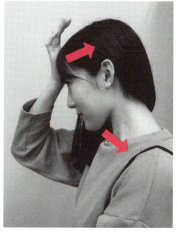
● 嚥下おでこ体操

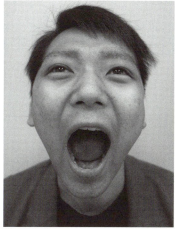
● 開口訓練

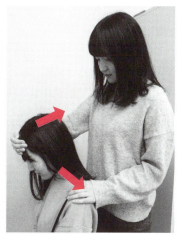
● 徒手的頸部筋力増強訓練

呼気筋トレーニング
呼吸訓練用具（写真は EMST 150）を使用し，大きな吸気の後，最大呼気を行わせる（左下図）。負荷量は最大呼気筋力の 8 割程度に調整し，筋力増強訓練として実施する。舌骨上筋群の筋力強化だけでなく，随意的な咳嗽力の改善にも効果が期待できる。

バルーン法
球状と筒状のバルーンがあるが，筒状バルーンはカテーテルの径が太く苦痛を伴うため使用頻度は低い。球状バルーンを用いた食道入口部の拡張訓練には，①単純引き抜き法，②持続拡張法，③嚥下同期引き抜き法，④バルーン嚥下法がある。

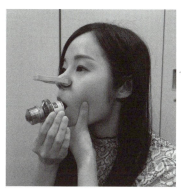
● 呼気筋トレーニング

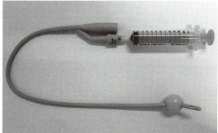
● 12 Fr 球状バルーンカテーテル（5 mL 空気注入）

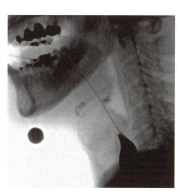
● VF 検査でのバルーン拡張

2 摂食嚥下障害の訓練 ── ③直接訓練

1 直接訓練について空欄を埋めなさい。

- 経口摂取を開始する基準として，意識レベルがJCSで（ ① ）桁以上，全身状態，呼吸状態が安定していることが前提条件である。呼吸状態は，SpO_2（ ② ）％以上，呼吸数（ ③ ）回/分未満が目安となる。少なくとも唾液や少量の水で（ ④ ）の惹起があること，唾液の嚥下後に（ ⑤ ）がないことも確認する。

- 経口摂取期間中は，頻回のむせや湿性嗄声，痰の増加に注意する。発熱や血液検査の炎症反応（CRP）や（ ⑥ ）の上昇，（ ⑦ ）で肺炎像の評価も重要である。意識障害や全身状態の悪化がみられた場合は，経口摂取の中断または中止を検討する。

- 開口困難な症例に対して，臼後三角後縁のやや後方の内側面を刺激する（ ⑧ ）刺激法が有効な場合があり，咀嚼様運動に続いて嚥下反射の誘発が期待できる。偽性球麻痺患者での有効性が報告されている。

- 誤嚥防止姿勢として，Logemannは（ ⑨ ）位を提唱した。（ ⑨ ）位の効果として，喉頭口と咽頭腔の狭小化，喉頭蓋谷の拡大，誤嚥の減少などが報告されている。

- 体幹後傾位は，直接訓練の開始時に用いられる誤嚥防止体位であり，一般に（ ⑩ ）度に調整することが多い。体幹後傾位により，口腔から咽頭への送り込みに重力が利用できること，解剖学的位置変化として，咽頭に角度がつくこと，（ ⑪ ）が上，（ ⑫ ）が下になることから誤嚥防止に有利である。

- （ ⑬ ）は，一側の喉頭・咽頭麻痺がある症例に対する嚥下代償姿勢であり，食塊を健側の咽頭に誘導する方法である。（ ⑬ ）にリクライニング位と側臥位を組み合わせた方法は（ ⑭ ）とよばれる。

- 嚥下後の咽頭残留に対して，空嚥下を行うと咽頭残留を除去できる場合があり，この方法を（ ⑮ ）という。

- 咽頭残留の除去を目的に異なる性状の食品または液体を嚥下させる方法を（ ⑯ ）という。たとえば米飯の嚥下後に咽頭残留があった場合，続けてゼリーを嚥下させて咽頭残留の除去を図る。

- 鼻つまみ嚥下は，嚥下時に（ ⑰ ）が不完全な症例に対して試みる方法である。

- 声門を強く閉鎖して嚥下する（ ⑱ ）や舌を後上方へ強く押しつけて嚥下する（ ⑲ ），意識的に喉頭挙上を維持・延長する（ ⑳ ）は，間接訓練だけでなく，直接訓練場面でも用いることがある。

- 嚥下反射が惹起しにくい症例に対し，甲状軟骨の両側を下顎下面に向けて指で上下に動かし，嚥下反射ならびに運動を起こしやすくする方法を（ ㉑ ）手技という。

- Logemannの（ ㉒ ）やのどのアイスマッサージは，嚥下反射を誘発する方法として，間接訓練だけでなく直接訓練に用いることができる。

HINT
▶口腔内が清潔で湿潤していることも条件である。

第3章 摂食嚥下障害の臨床

読み解くための Keyword

経口摂取の開始基準
①脳血管病変の進行がないこと，②重篤な心肺合併症や消化器合併症がなく，全身状態が安定していること，③発熱していないこと，④意識清明もしくはJCS I桁であること，⑤口腔内が清潔で湿潤していること，⑥十分な咳（反射的な咳も含む）ができること，⑦唾液や少量の水で嚥下反射を認めること，⑧著しい舌運動の低下がないこと，などの条件があげられる。

K-point刺激法
咬反射により開口障害をきたした症例，嚥下反射が惹起しにくい症例，口腔内に食物を含んだまま嚥下運動が中断する症例などが適応となる。方法は，指やアイス棒，Kスプーンなどを用い，K-pointを軽く触圧刺激する。偽性球麻痺患者において，開口と咀嚼様運動に続いて嚥下反射が起こるとされているが，球麻痺患者では効果がない（右図）。

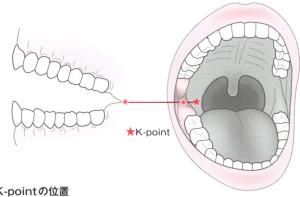

● K-pointの位置
〔Kojima C, et al.: Jaw opening and swallow triggering method for bilateral-brain-damaged patients : K-point stimulation. Dysphagia 17 : 273 - 277, 2002 より改変〕

頭部・頸部屈曲
顎引き，頭部屈曲，頸部屈曲，Chin-down，Chin-tuckなどさまざまな名称で用いられている。頭頸部の前方屈曲は，機能解剖学的に①頭部屈曲，②頸部屈曲，③頭頸部複合屈曲に分類されており（下図），それぞれ嚥下に及ぼす効果は異なる。

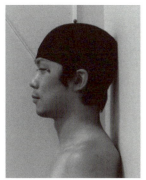

中間位

頭部屈曲

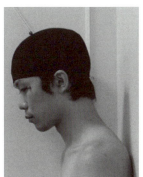

頸部屈曲

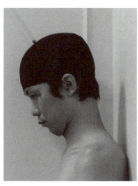

頭頸部複合屈曲

頸部回旋
頸部の回旋により，梨状陥凹（梨状窩）の形態は回旋側（麻痺側）で狭くなり，非回旋側（健側）で拡大する。食塊は非回旋側の lateral food channel に誘導されるため，これにより誤嚥や咽頭残留のリスクを軽減することができる。変法として，完全側臥位や側屈位，頬杖位による頸部・体幹姿勢の調整があり，いずれも食塊を健側の咽頭に誘導することを目的としている。

2 摂食嚥下障害の訓練 —— ④栄養管理

1 摂食嚥下障害患者の栄養管理について空欄を埋めなさい。

- 栄養状態判定の簡易スクリーニングとして，6項目からなる（ ① ）は，最大14ポイントの値によって，「栄養状態良好」「低栄養のおそれあり」「低栄養」を判定することができる。
- 血清（ ② ）値は，半減期が20日程度の血液中に存在する蛋白のことであり，長期的な栄養状態の評価に用いられる。

▶血清の蛋白の60%を占めている。

- BMI (body mass index) は，（ ③ ）/身長^2 (m) の式で求めることができ，BMI 18.5未満では低栄養に注意が必要である。
- 身体計測のうち（ ④ ）は，上腕三頭筋皮下脂肪厚 (TSF) と上腕周囲長 (AC) の値を用いて以下の式で求めることができる。
  （ ④ ） = AC (cm) − 3.14 × TSF (cm)
- 必要エネルギー量の算出は（ ⑤ ）計を用いて実測する方法と基礎代謝量の推定式を用いる方法の2つがある。
- 基礎代謝量の推定式には複数あり，基礎代謝基準値やGanpule（ガンプール）らの式は日本人を対象として作成された推定式である。（ ⑥ ）式は，1919年に米国人を対象として作成された式であるが，わが国でも広く用いられている。
- 疾病者の場合の必要エネルギー量は次の式で求めることができる。
  必要エネルギー量 = 基礎代謝 ×（ ⑦ ）× ストレス係数

▶必要エネルギー量の算出には，25〜30 kcal/kg/日の簡便な方法もある。

- （ ⑧ ）は，筋肉，酵素，血漿などのおもな構成成分であり，糖新生によってエネルギー源として用いられる。必要摂取量は，0.8〜2.0 g/kg/日を基準とするが，エネルギー摂取量の増減や感染，外傷，ストレス等によって変動する。
- バリン，ロイシン，イソロイシンは（ ⑨ ）とよばれ，筋肉のエネルギー源となるアミノ酸である。
- 脂質1gあたりのエネルギー産生量は（ ⑩ ）kcalであり，炭水化物や蛋白の2倍以上である。目標量は総エネルギー摂取量の20〜30%とされている。
- n-6系脂肪酸やn-3系脂肪酸は（ ⑪ ）とよばれ，不足すると皮膚炎や創傷治癒の遅延が起こる。
- 炭水化物は，消化されてエネルギー源となる（ ⑫ ）と，消化されない（ ⑬ ）に分けられる。（ ⑫ ）は，1gあたり4kcalのエネルギーを産生する。（ ⑬ ）は，消化管の動きを活発にし，食物の消化管の通過時間を短縮することや，腸内細菌叢，腸内環境を良好にするといった働きがある。
- （ ⑭ ）は骨形成に関与するビタミンであり，欠乏すると骨折や骨粗鬆症の原因となるため，特に高齢者では適切な量を摂取することが重要である。

▶ビタミンは生体の生理機能や代謝を円滑にし，健康を保つために重要な役割がある。

- ミネラルのうち微量元素とは，（ ⑮ ），（ ⑯ ），銅，クロム，モリブデン，マンガン，セレン，ヨウ素の8種類のことである。（ ⑮ ）の多くはヘモグロビンに存在し，不足すると貧血症状が起こる。（ ⑯ ）が不足すると味覚障害を生じることが知られている。

第3章 摂食嚥下障害の臨床

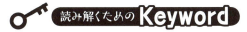

MNA®, MNA®-SF
　65歳以上の高齢者を対象とした栄養アセスメントツールで，MNA®は16項目からなる。MNA®-SFは6項目と簡便であり，わが国をはじめとした世界各国で用いられている。BMIが測定できない場合は，ふくらはぎの周囲長（CC）で代用できる。

血液生化学検査
①血清総蛋白，アルブミン，ヘモグロビン，コレステロール，トランスフェリン
②クレアチニン
③尿素窒素
④血中ビタミン，微量元素
⑤末梢血中総リンパ球数　など
RTP（rapid turnover protein）：アルブミンより半減期が短く，直近の栄養状態を評価することができる。トランスサイレチン（プレアルブミン），トランスフェリン，レチノール結合蛋白がある。

基礎代謝量（basal energy expenditure：BEE）の算出法
　Harris-Benedict式
　　男性：66.47 ＋ 13.75 ×体重（kg）＋ 5.00 ×身長（cm）－ 6.78 ×年齢
　　女性：655.1 ＋ 9.563 ×体重（kg）＋ 1.85 ×身長（cm）－ 4.68 ×年齢

必要エネルギー量
　疾病者の場合は，基礎代謝量を求めた後，活動係数（activity index：AI）とストレス係数を考慮して，必要エネルギー量を算出する。
　　必要エネルギー量 ＝ 基礎代謝量 × 活動係数 × ストレス係数

● 活動係数

活動因子	活動係数（AI）
寝たきり（意識低下状態）	1.0
寝たきり（覚醒状態）	1.1
ベッド上安静	1.2
ベッド外活動	1.3 ～ 1.4
一般職業従事者	1.5 ～ 1.7

〔岩佐正人（著），日本静脈経腸栄養学会（編）：エネルギー代謝と必要量．表7 活動因子と活動係数（AI）．日本静脈経腸栄養学会　静脈経腸栄養ハンドブック．南江堂，151，2011〕

● ストレス係数

ストレス因子	ストレス係数
飢餓状態	0.6 ～ 0.9
手術	軽度；1.1　中等度；1.3 ～ 1.4　高度；1.5 ～ 1.8
長管骨骨折	1.1 ～ 1.3
がん/COPD	1.2 ～ 1.3
腹膜炎/敗血症	1.2 ～ 1.4
重症感染症/多発外傷	1.4 ～ 1.6
熱傷	1.2 ～ 2.0
発熱（1℃ごと）	＋ 0.1

〔岩佐正人（著），日本静脈経腸栄養学会（編）：エネルギー代謝と必要量．表8 傷害因子と傷害係数（SI）．日本静脈経腸栄養学会　静脈経腸栄養ハンドブック．南江堂，151，2011 より一部改変〕

解答　① MNA®-SF（mini nutritional assessment-short form），②アルブミン，③体重（kg），④上腕周囲囲長（AMC），⑤間接熱量計，⑥ Harris-Benedict（ハリス・ベネディクト），⑦脂肪酸，⑧蛋白，⑨分枝鎖アミノ酸（BCAA）/芳香族アミノ酸，⑩ 9，⑪必須脂肪酸，⑫糖質，⑬食物繊維，⑭ビタミンD，⑮鉄，⑯亜鉛

2 摂食嚥下障害の訓練 ── ⑤嚥下調整食，とろみ調整食品ほか

1 嚥下調整食，とろみ調整食品について空欄を埋めなさい。

- 食品（食形態）の物性は，粘度計で測定した硬さ，付着性，（ ① ）の数値で表すことができる。
- 一般に嚥下しやすい食形態とは，密度が均一であること，適当な（ ② ）があり，バラバラになりにくいこと，口腔や咽頭を通過するときに変形しやすいこと，べたつかず粘膜に付着しにくいものといわれており，これらの条件を満たした（ ③ ）は嚥下訓練に用いられることが多い。
- （ ④ ）状にした（ ③ ）を奥舌に挿入し，丸飲み嚥下を行う方法は，咽頭期の嚥下障害に対する直接訓練で用いられる。
- （ ⑤ ）は最も誤嚥しやすく，口腔保持の不良や嚥下反射の惹起遅延がある症例では注意が必要である。固形物と（ ⑤ ）が混合したものは，咀嚼中に咽頭へ流入するため誤嚥を生じやすい。このような場合，（ ⑥ ）で粘性をつけ，まとまりをよくすることで咽頭への流入速度を低下させ，誤嚥リスクを軽減することができる。
- 不慮の事故のうち，高齢者における不慮の窒息が多い。窒息の原因となる食品は，もち，米飯，飴，（ ⑦ ）が多い。
- 嚥下調整食の分類として，消費者庁のえん下困難者用食品，嚥下食ピラミッド，日本介護食品協議会の（ ⑧ ），日本摂食嚥下リハビリテーション学会の嚥下調整食分類2013，農林水産省の（ ⑨ ）などの基準がある。

2 摂食嚥下障害患者の代替栄養法について空欄を埋めなさい。

- 経口摂取が困難な症例の代替栄養法としては，静脈栄養法と経腸栄養法の2つに大別される。静脈栄養法には，（ ⑩ ）法と（ ⑪ ）法があり，管理が短期（2週間未満）の場合は（ ⑩ ）法を，長期（2週間以上）の場合は（ ⑪ ）法を選択する。
- （ ⑪ ）は，必要な水分，エネルギー，蛋白，ミネラル，ビタミン，微量元素を確実に投与できるが，長期管理によって腸管の（ ⑫ ）を生じたり，カテーテル敗血症や代謝性の合併症を起こすことも少なくない。
- 消化管が利用できるときは，経腸栄養法が第一選択となる。経口から十分な栄養・水分が摂取できない場合は経管栄養の適応となる。経管栄養には，カテーテルを鼻腔から胃まで挿入し留置する（ ⑬ ），内視鏡によって胃に瘻孔を造設する（ ⑭ ）や腸瘻，注入時だけカテーテルを挿入する間欠的経管栄養法がある。
- 経管栄養の管理が短期（6週間未満）の場合は（ ⑬ ）を，長期（6週間以上）の場合は（ ⑭ ）を選択する。嚥下訓練を妨げないのは（ ⑭ ）である。

HINT

▶二相性食物（例：具の入った味噌汁やサラサラの果汁が出る果物等）

第3章 摂食嚥下障害の臨床

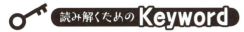

嚥下調整食

　嚥下しやすい食形態は，以下のような条件を満たしたものである。
①食塊としてまとまっている，②流動性が強くなく，適度な粘性がある，③咽頭通過に際し，変形性がある，④口腔や咽頭でバラバラになりにくい（凝集性），⑤味・香りは，はっきりしているものがよい，⑥均質性がある，⑦温度は，冷たいか温かいなど体温に近くない温度がよい。

嚥下調整食の分類

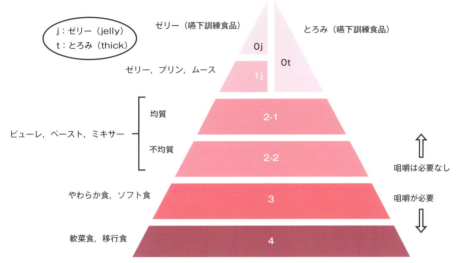

● 日本摂食嚥下リハビリテーション学会 嚥下調整食学会分類 2013

〔詳細は『日摂食嚥下リハ会誌 17（3）：255-267, 2013』または日本摂食嚥下リハ学会HP：http://www.jsdr.or.jp/doc/doc_manual1.html『嚥下調整食学会分類 2013』を参照のこと〕

経口摂取を重視した栄養投与経路

　腸管が利用できる場合には，嚥下機能評価によって経口摂取か経管栄養かを選択する。経口と経管の併用による栄養管理もある。腸管が利用できない場合には，経静脈栄養となり，管理する期間によって末梢静脈栄養か中心静脈栄養が選択される。

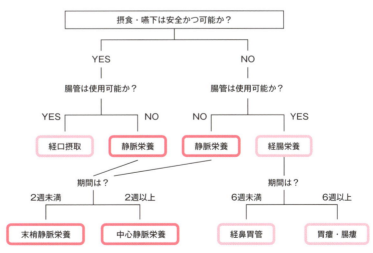

● 栄養投与経路の選択

〔若林秀隆：摂食・嚥下障害患者の栄養管理．ベックニュース 5：3, 2009 より一部改変〕

解答
1 ①凝集性，②粘度，③やわらかい，④うるさい，⑤水分（液体），⑥咽頭残留，⑦パン，⑧ユニバーサルデザインフード，⑨きざみ
2 ⑩末梢静脈栄養（peripheral parenteral nutrition：PPN），⑪中心静脈栄養（total parenteral nutrition：TPN），⑫経鼻胃栄養，⑬経腸栄養，⑭胃瘻（percutaneous endoscopic gastrostomy：PEG），栄養法（nasogastric：NG）

2 摂食嚥下障害の訓練 ── ⑥気管切開とその管理ほか

1 気管切開とその管理について空欄を埋めなさい。

- 気管切開は，気道の確保や下気道感染の管理，人工呼吸器の装着を目的に実施される。気管切開は，（ ① ）より下方の気管輪を切開して開窓し，カニューレを挿入する。
- 単管式カニューレと（ ② ）式カニューレがあり，（ ② ）式カニューレはカニューレ本体を留置したまま，（ ③ ）を抜去し，清掃や洗浄を行うことができる。
- カフつきカニューレは，上気道と下気道を遮断し，下気道に圧をかけて呼吸を管理する（ ④ ）の装着時にも用いられる。
- カフつきカニューレであっても，（ ⑤ ）を確実に防止することはできない。カフと気管粘膜の間からの（ ⑤ ）は回避できない。
- カフつきカニューレには，カフ上の唾液や誤嚥物を回収できる（ ⑥ ）が付属している。発声するために送気を行うこともあるが，発声可能となる症例は限られている。
- （ ⑦ ）カニューレは発声可能なタイプのカニューレである。カニューレの本体に（ ⑧ ）があり，一方弁や指で施栓することで呼気を上気道に導くことができる。発声や嚥下，呼吸訓練を行うのに有利なカニューレである。
- 気管切開による嚥下への影響として，特にカフつきカニューレでは，嚥下時の（ ⑨ ）の制限，（ ⑩ ）の圧迫，咽喉頭の感覚閾値の上昇，嚥下時に（ ⑪ ）が上昇しにくいなどがあげられる。
- 吸引時の合併症として，気管粘膜の損傷，（ ⑫ ）神経刺激による徐脈や無呼吸，嘔吐，喉頭痙攣などがある。

2 摂食嚥下障害に対する歯科補綴的対応について空欄を埋めなさい。

- （ ⑬ ）は，舌の実質欠損や舌の運動障害により舌と口蓋の接触が不十分な症例に対し，上顎の口蓋床に厚みをもたせる装置のことである。歯の欠損状態により，有床義歯型と口蓋床型に分けられる。構音や嚥下の改善を目的に作成されるが，効果は必ずしも両立しないため作成後も調整が必要である。
- （ ⑭ ）は，軟口蓋挙上不全の症例に対し，口蓋床の後部に挙上子を付与して軟口蓋を挙上させる装置のことである。手術や軟口蓋部の実質欠損の症例に適用されるバルブ型の鼻咽腔部補綴装置などもある。これらの装置は，（ ⑮ ）が強い症例には適応することができない。
- 顎に欠損を生じた症例に対し，顎欠損部に装着する補綴装置を（ ⑯ ）という。栓塞子（オブチュレーター）がついており，顎欠損を封鎖して口腔から鼻腔への食物の侵入や鼻腔から口腔への呼気の漏出を防ぐ。顔面欠損部の補綴には（ ⑰ ）が用いられる。

> **HINT**
> ▶カフ圧が高すぎると気道粘膜を損傷するリスクがあり，適正圧（20～25mmHg）に設定することが重要である。

> **HINT**
> ▶鼻から息を吸う，匂いを嗅ぐ，口から息を吐く，咳払いをすることもできる。

第3章 摂食嚥下障害の臨床

読み解くためのKeyword

カニューレの種類

構造からみたカニューレの種類には，①単管か複管か，②カフの有無，③側孔の有無，④吸引ライン（スピーチライン）の有無，カフ圧調節ラインの有無などがある。ほかにも，ボタン型気管カニューレ（レティナ®），T-チューブなどがある。右図は複管式，カフあり，側孔あり，吸引ラインあり，カフ圧調節ラインありのカニューレである。

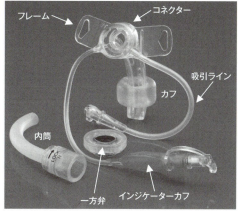

● カニューレの構造
〔© 2018 KOKEN CO., LTD.〕

スピーチカニューレ（右図）

一方弁を装着すると，呼気は気管切開孔から流出することなく，側孔から上気道に通気される。声門閉鎖が可能となるため，嚥下時の声門下圧の上昇や咳嗽力の改善も期待できる。

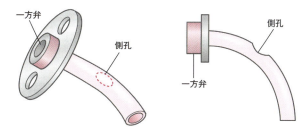

● スピーチカニューレの一方弁と側孔
〔第18回言語聴覚士国家試験　午後問87，2016〕

気管切開，気管カニューレによる嚥下への影響

①咽頭期の喉頭挙上が阻害される
　気管孔周囲の瘢痕やカニューレにより，物理的に喉頭が動きにくい。
②喉頭閉鎖時に声門下圧が高まらない
　気管切開後は声門下圧を陽圧に維持することはできない。
③喉頭，気管の咳嗽反射の閾値が上昇する
　カニューレ周囲の気管粘膜の知覚が低下する。
④カフが食道を圧迫する
　頸部食道の圧迫による通過障害。

舌接触補助床 (palatal augmentation prosthesis：PAP)

舌の欠損や運動障害，筋力低下がある症例では，舌と口蓋の接触が不足するため，食塊の送り込み障害や口腔残留を生じやすい。PAPの目的は，口蓋部を厚くした補綴物を付与することにより舌尖や舌背が口蓋に接触しやすい状態をつくることである。

答え
1 ①輪状軟骨，②鍵状，③内筒，④人工呼吸器，⑤誤嚥，⑥吸引ライン，⑦スピーチ，⑧側孔，⑨喉頭挙上，⑩食道，⑪声門下圧，⑫咳嗽
2 ⑬舌接触補助床 (palatal augmentation prosthesis：PAP)，⑭軟口蓋挙上装置 (palatal lift prosthesis：PLP)，⑮嚥下（後）（時）残留，⑯情緒面

2 摂食嚥下障害の訓練 ── ⑦手術的治療

1 摂食嚥下障害に対する手術的治療について空欄を埋めなさい。

- 嚥下障害に対する手術的治療は，喉頭の発声機能を残し，嚥下機能の改善を目的とする（ ① ）と発声を失っても誤嚥の防止を目的とする（ ② ）の2つに大別される。
- （ ③ ）は，鼻咽腔閉鎖不全により嚥下圧が低下した症例に対して行われる手術で，咽頭後壁に弁をつくり，これを軟口蓋に縫合して口腔と鼻腔の空隙を縮小する。
- 麻痺等によって咽頭壁全体の脱力がある症例に対しては，咽頭壁を縫縮する（ ④ ）を行い，有効な嚥下圧の生成を図る。
- （ ⑤ ）は，喉頭を舌骨あるいは下顎方向に牽引挙上する手術であり，喉頭挙上が障害された症例が適応となる。牽引挙上の程度によっては気管切開術が必要なこともある。（ ⑥ ）を併用することが多い。
- （ ⑥ ）は，輪状咽頭筋の筋線維を切断することで食道入口部の開大を図り，食塊の食道入口部通過の改善を目的に行う手術である。合併症として，（ ⑦ ）神経の損傷がある。
- 気道閉鎖を強化するための手術として，声帯を内方に移動させる（ ⑧ ）や（ ⑨ ）Ⅰ型などがあり，喉頭枠組み手術といわれる。（ ⑩ ）は，声帯に注入物質を注射して声門閉鎖不全を改善させる手術であり，音声改善を目的に行う場合が多いが，喉頭閉鎖の強化も期待できる。
- 喉頭閉鎖術（下図A）には，声門上喉頭閉鎖術や声門部内側粘膜を切除し，左右で縫合する（ ⑪ ），声門下閉鎖術などがある。喉頭閉鎖術は，嚥下機能が改善した場合に喉頭機能を回復できる利点がある。
- （ ⑫ ）は，重度の嚥下障害で誤嚥性肺炎を繰り返す症例に対し，喉頭を温存しつつ頸部で気管を離断し，頭側の気管断端を食道へ吻合する手術である（下図B）。離断した頭側の気管断端を折り曲げて縫合し盲端とする術式は（ ⑬ ）といわれる（下図C）。
- 喉頭蓋から輪状軟骨を含む喉頭全体を摘出する手術は（ ⑭ ）といわれ，音声を喪失するが誤嚥を防止することができる（下図D）。

HINT
▶術後は，食道から咽頭への逆流を起こしやすくなるため，食後すぐに臥位にならないなどの指導が必要である。

HINT
▶アテロコラーゲンや脂肪などを注入する。

HINT
▶永久気管孔が必要である。

HINT
▶音声獲得法として，食道発声，電気式人工喉頭，気管食道シャントなどがある。

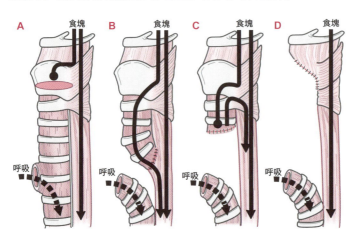

第3章 摂食嚥下障害の臨床

 読み解くための Keyword

嚥下障害に対する手術的治療の適応
①半年以上リハビリテーションをしても，十分な経口摂取が得られない場合，②リハビリテーションも有効だが，より早期に経口摂取を望む場合，③音声機能を失っても経口摂取を望む場合の3つに集約される。

喉頭挙上術（左図）と輪状咽頭筋切断術（右図）
喉頭挙上術には，甲状軟骨舌骨固定術，舌骨下顎骨接近術，甲状軟骨舌骨下顎骨接近術，甲状軟骨下顎骨接近術（棚橋法）の4つの方法がある。棚橋法は，輪状咽頭筋切断術を併用し，下顎骨を前突することで随意的に食道入口部を開大させることができる。

誤嚥防止手術（下図）
重度の嚥下障害により誤嚥性肺炎を繰り返し，構音機能がほぼ廃絶している症例が適応となる。進行性疾患などで人工呼吸器管理を必要とする症例にも適応がある。下気道への唾液や食物の流入など誤嚥を防止することが目的であり，術後に必ずしも経口摂取が可能になるわけではない。

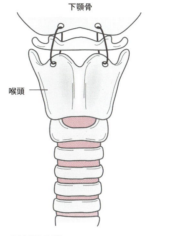

● 喉頭挙上術
〔兵頭政光：嚥下障害の外科的アプローチ 嚥下機能改善手術．耳喉頭頸 88：300-303，2016〕

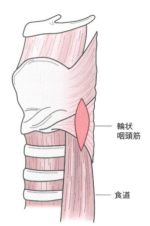

● 輪状咽頭筋切断術
〔兵頭政光：嚥下障害の外科的アプローチ 嚥下機能改善手術．耳喉頭頸 88：300-303，2016〕

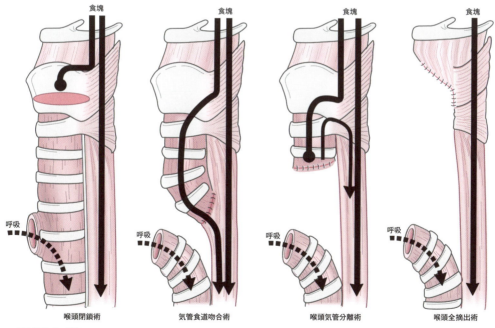

● 誤嚥防止手術
〔末廣篤，他：当科における喉頭気管分離・気管食道吻合術の検討．耳鼻と臨床 49：469-473，2003〕

57

2 摂食嚥下障害の訓練 ── ⑧救急法の基礎知識

1 救急法の基礎知識について空欄を埋めなさい。

- 2017年（平成29年）の厚生労働省の人口動態統計によると，日本人の死因の第6位は（ ① ）であり，その中でも窒息は上位に位置している。
- 直接訓練の開始時は，誤嚥や窒息などの事故を起こさないよう注意が必要である。呼吸と嚥下には密接な関係があり，呼吸状態が不安定な場合には嚥下に悪影響を及ぼす。（ ② ）を装着し，酸素濃度の低下など呼吸状態のモニタリングを行う。
- 直接訓練時には誤嚥や窒息のリスクを考慮し，排痰ができないことも想定して（ ③ ）を準備しておく必要がある。
- むせや咳嗽によって誤嚥が解除できない場合，または気道閉塞が生じた場合には，窒息に対する応急処置を行わなければならない。血液中の酸素が欠乏して皮膚や粘膜が紫藍色になる状態を（ ④ ）という。
- 窒息を起こしたことを人に知らせるサインとして，自分の喉を親指と人差し指でつかむ（ ⑤ ）サインがある（下図）。

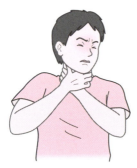

● 窒息のサイン

- 患者の背後から，腹部付近に手を回し，下から素早く突き上げるように押す方法は（ ⑥ ）法といわれる。
- （ ⑦ ）法は，患者の頭を下げて，異物が重力で移動しやすいようにし，介助者の手根部で両肩甲骨間を力強く叩き，異物を取り除く方法である。
- 患者の反応がなくなった場合には，人工呼吸や（ ⑧ ）による心停止に対する心肺蘇生（cardiopulmonary resuscitation：CPR）を開始する（下図）。

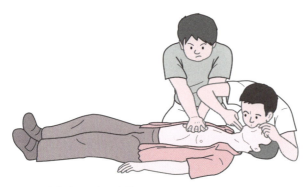

● 心肺蘇生（CPR）の方法

HINT
▶2017年（平成29年）より死因順位の分類項目に誤嚥性肺炎（第7位）が追加された。

HINT
▶妊婦や乳児には行ってはならない。

第3章 摂食嚥下障害の臨床

読み解くためのKeyword

不慮の事故

厚生労働省の人口動態統計によると，不慮の事故は日本人の死因の第6位であった（下図）。不慮の窒息による死亡者数は，2017年（平成29年）で9,095人にのぼり，転倒・転落・墜落につづく不慮の事故の第2位であった（下表）。

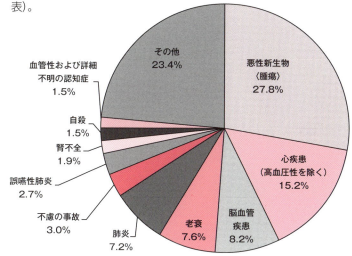

● 主な死因別死亡数の割合

● 不慮の事故

原因	人数
転倒・転落・墜落	9,150人
不慮の窒息	9,095人
不慮の溺死および溺水	8,194人
その他の不慮の事故	7,492人
交通事故	4,927人
煙，火および火災への曝露	1,008人
有害物質による不慮の中毒および有害物質への曝露	529人

〔厚生労働省：平成29年（2017年）人口動態統計．2018より作成〕

窒息時の対応

食物や異物等を咳やむせで排出できない場合や口腔から確認できない場合には，窒息への応急処置としてハイムリック法（左下図），背部叩打法（下中央図）を行う。妊婦や乳児にはハイムリック法は行わず，背部叩打法を行う（右下図）。窒息者の反応がなくなった場合には，人工呼吸や胸骨圧迫による心肺蘇生（cardiopulmonary resuscitation：CPR）を行う必要がある。

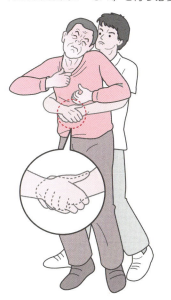

● ハイムリック法（腹部突き上げ法）

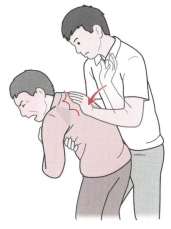

● 背部叩打法

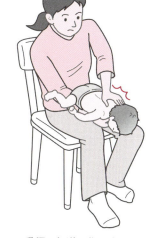

● 乳児の気道異物の除去

解答　① 不顕性誤嚥，② パルスオキシメーター，③ 吸引器，④ チアノーゼ，⑤ ハイムリック（腹部突き上げ）法，⑥ 背部叩打法，⑦ 胸骨圧迫

MEMO

第4章

摂食嚥下障害の環境調整

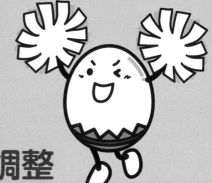

最終章では，摂食嚥下リハビリテーションのチームアプローチについて学びます。多職種による協働と連携は，摂食嚥下リハビリテーションを円滑に進めるうえで大変重要です。チームアプローチにはどのような形態があるのかを知り，チームの中で各職種が果たす役割について学んでいきましょう。

1 摂食嚥下リハビリテーションのチームアプローチ

1 摂食嚥下リハビリテーションのチームアプローチについて空欄を埋めなさい。

- チームアプローチの代表的な形態として, multidisciplinary team model (多職種チームモデル), interdisciplinary team model (相互関係チームモデル), (①) (相互乗り入れチームモデル) がある。(①) では, 患者の必要性がまず存在し, その場にいる医療者で役割を区分し担当する。状況に応じて役割は変動し, 患者の必要性に柔軟に対応するチームアプローチの形態である。
- 言語聴覚士は, 医師または (②) の指示の下, 診療の補助として嚥下訓練とこれに関連する検査, 助言, 指導, 援助を行うことができる。
- (③) は, 頸部・体幹の機能訓練, 体力の維持・向上, 呼吸訓練などの運動療法で嚥下リハビリテーションに参加する。
- (④) は, 日常生活動作を担当し, 食事動作に関する姿勢, 上肢訓練, 食器の工夫, 自助具の選定と使用訓練などで嚥下リハビリテーションに参加する。
- (⑤) は, バイタルサインのチェック, 薬や点滴の投与, 経管栄養の注入, 口腔ケア, 摂食介助などで嚥下リハビリテーションに参加する。
- (⑥) は, 嚥下障害患者の栄養管理に携わり, エネルギー, 水分などの管理, 嚥下調整食の工夫や提供, 患者・家族指導などを行う。
- (⑦) は, 薬の投与, 内服の方法, 患者・家族指導などで嚥下リハビリテーションに参加する。
- (②) は, う歯, 歯周病の治療, 義歯の調整などを行う。歯科補綴装置としての舌接触補助床 (palatal augmentation prosthesis：PAP) や軟口蓋挙上装置 (palatal lift prosthesis：PLP) の作製を (⑧) に指示し調整にあたる。
- (⑨) は, 口腔衛生状態を改善するための専門的な口腔ケアを行うことができる。
- 嚥下造影検査の実施にあたっては, 放射線科医師や (⑩) と協力し, 画像診断や検査時の環境調整を行うことも重要である。
- 保健医療機関において, (⑪) は, 患者の入退院, 在宅生活, 施設入所などに関する相談, 援助を行い, 介護者の精神的負担が軽減するように社会資源の紹介, カウンセリングなどを行う。
- 多職種で構成される (⑫) の活動は, 嚥下障害患者の栄養管理に有効なチームアプローチである。(⑬) とは, 栄養状態も含めて国際生活機能分類で評価を行ったうえで, 障害者や高齢者の機能, 活動, 参加を最大限発揮できるような栄養管理を行うことである。

HINT
▶言語聴覚士法第2条, 第42条。

第4章 摂食嚥下障害の環境調整

 読み解くための **Keyword**

チームアプローチ

①Multidisciplinary team model（多職種チームモデル）（左下図）
　医師と他職種との間で情報交換や協調を行うが，他職種との議論は最小限である。個々の職種の役割はある程度決まっている。医師と患者の関係が強いチームモデルであるが，医師の責任と負担が大きい。総合病院における各科の関係のようなものであるが，他職種間の機能的な連絡に乏しく，連携が十分でない場合もある。

②Interdisciplinary team model（相互関係チームモデル）（左下図）
　リハビリテーション医療において一般的なチーム形態である。患者が中心となり，医師と他職種との間には密な連絡があり，定期的なコミュニケーションと連携が存在する。個々の職種の役割は明確であり，患者の状態にあわせて対応する職種が決まっている。

③Transdisciplinary team model（相互乗り入れチームモデル）（右下図）
　患者の必要性にあわせて，そこに存在する職種で区分し対応する。職種間の意見交換や密な連携を行うだけでなく，状況に応じて役割は変動する。たとえば，言語聴覚士が不在の場合でも，看護師や歯科衛生士，他職種が嚥下訓練を担当するなど，その場にいる職種が患者の必要性に柔軟に対応する。嚥下リハビリテーションでは，transdisciplinary teamが理想的なチームアプローチの形態といわれている。

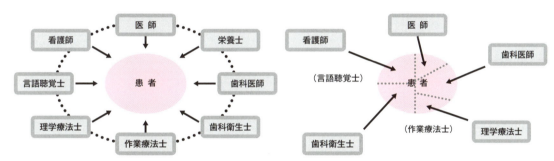

● multi- or interdisciplinary team model　　● transdisciplinary team model

嚥下リハビリテーションに関連する団体の資格制度，部門
- 日本言語聴覚士協会：認定言語聴覚士（摂食・嚥下障害領域）
- 日本摂食嚥下リハビリテーション学会：認定士
- 日本静脈経腸栄養学会：NST専門療法士
- 日本理学療法士学会：栄養・嚥下理学療法士部門
- 日本看護協会：摂食・嚥下障害看護認定看護師制度
- 日本栄養士会：摂食嚥下リハビリテーション栄養専門管理栄養士
- 日本歯科衛生士会：【認定分野A】摂食嚥下リハビリテーション

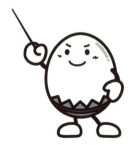

文　献

●引用文献●

第1章　摂食嚥下障害の歴史

1) 才藤栄一, 他 (監), 片桐伯真, 他 (編)：摂食嚥下リハビリテーション. 第3版, 医歯薬出版, 30 - 32, 2016

2) 窪田俊夫, 他：脳血管障害における麻痺性嚥下障害―スクリーニングテストとその臨床応用について. 総合リハ 10：271 - 276, 1982.

第2章　摂食嚥下障害の基礎

1　摂食嚥下障害の定義―①定義, 脳卒中, 神経筋疾患

1) 倉智雅子 (編著)：言語聴覚士のための摂食・嚥下障害学. 医歯薬出版, 59, 2013

2) 福岡達之 (編著)：言語聴覚士のための摂食嚥下リハビリテーション Q&A―臨床がわかる 50 のヒント―. 協同医書出版, 138, 2016

3) 藤島一郎 (監), 片桐伯真, 他 (編)：疾患別に診る嚥下障害. 医歯薬出版, 178, 2012

1　摂食嚥下障害の定義―②器質性, 認知症, 高次脳機能障害

1) 才藤栄一, 他 (監), 片桐伯真, 他 (編)：摂食嚥下リハビリテーション第3版. 医歯薬出版, 322, 2017

2) 野原幹司 (編)：認知症患者の摂食・嚥下リハビリテーション. 南山堂, 29 - 31, 2011

3) 倉智雅子 (編著)：言語聴覚士のための摂食・嚥下障害学. 医歯薬出版, 71, 2013

1　摂食嚥下障害の定義―③小児

1) 才藤栄一, 他 (監), 片桐伯真, 他 (編)：摂食嚥下リハビリテーション第3版. 医歯薬出版, 333, 2017

2) 田角　勝, 他 (編著)：小児期の摂食・嚥下障害のさまざまな疾患. 小児の摂食・嚥下リハビリテーション. 医歯薬出版, 70, 2006

2　摂食嚥下障害にかかわる解剖と生理―①メカニズム

1) 倉智雅子 (編著)：言語聴覚士のための摂食・嚥下障害学. 医歯薬出版, 26, 2013

2) 才藤栄一, 他 (監), 片桐伯真, 他 (編)：摂食嚥下リハビリテーション第3版. 医歯薬出版, 99 - 102, 2017

3) 才藤栄一 (監), 松尾浩一郎, 他 (編)：プロセスモデルで考える摂食・嚥下リハビリテーションの臨床　咀嚼嚥下と食機能. 医歯薬出版, 30, 2013

2　摂食嚥下障害にかかわる解剖と生理―②嚥下の神経機構ほか

1) 倉智雅子 (編著)：言語聴覚士のための摂食・嚥下障害学. 医歯薬出版, 37, 2013

2) 藤島一郎, 他：脳卒中の摂食嚥下障害. 第3版, 医歯薬出版, 63, 2017

3) 梅﨑俊郎：嚥下の神経機構. 高次脳機能研 27：215 - 221, 2007

2　摂食嚥下障害にかかわる解剖と生理―③摂食嚥下に関する筋群, 食道

1) 藤島一郎, 他：脳卒中の摂食嚥下障害. 第3版, 医歯薬出版, 47 - 49, 2017

2) 井出吉信：摂食嚥下の機能と解剖. 全国大歯衛生士教協会誌 7：13 - 20, 2018

2　摂食嚥下障害にかかわる解剖と生理―⑥各部の解剖学的名称

1) 西尾正輝：嚥下をよくするポールエクササイズ：Pole Exercise Program for Improved Swallowing：PEPIS. 医道の日本 77：66 - 82, 2018

2　摂食嚥下障害にかかわる解剖と生理─⑦摂食嚥下機能の発達

1) 舘村　卓：臨床の口腔生理学に基づく摂食・嚥下障害のキュアとケア．医歯薬出版，21，2009
2) 才藤栄一，他（監），片桐伯真，他（編）：摂食嚥下リハビリテーション第3版．医歯薬出版，106‑111，2017
3) 日本摂食嚥下リハビリテーション学会，他（編）：第6分野　小児の摂食嚥下障害 Ver. 2．医歯薬出版，8，2015

2　摂食嚥下障害にかかわる解剖と生理─⑧加齢（老化）による摂食嚥下機能の変化

1) 倉智雅子（編著）：言語聴覚士のための摂食・嚥下障害学．医歯薬出版，47，2013
2) 倉智雅子：老嚥（presbyphagia）．MED REHABIL 212：199‑204，2017
3) 若林秀隆：高齢者の摂食嚥下サポート ─老嚥・オーラルフレイル・サルコペニア・認知症─．新興医学出版社，30，2017

3　摂食嚥下障害の基礎症状

1) 倉智雅子（編著）：言語聴覚士のための摂食・嚥下障害学．医歯薬出版，54‑56，2013
2) 大森孝一，他（編）：言語聴覚士テキスト．第3版，医歯薬出版，410，2018
3) Logemann JA：Evaluation and Treatment of Swallowing Disorders, 2 nd ed. Pro‑ed, 1998
4) 平野　実，他：誤嚥の臨床的分類とその意義─主として嚥下の動的障害について─．日気食会報 31：285‑290，1980
5) 日本呼吸器学会成人肺炎診療ガイドライン 2017 作成委員会（編）：成人肺炎診療ガイドライン 2017．日本呼吸器学会，34，2017

第3章　摂食嚥下障害の臨床

1　摂食嚥下障害の評価─①基本情報の収集ほか

1) 藤島一郎，他：脳卒中の摂食嚥下障害．第3版，医歯薬出版，97，2017
2) 福岡達之（編著）：言語聴覚士のための摂食嚥下リハビリテーション Q&A─臨床がわかる 50 のヒント─．協同医書出版，2，2016

1　摂食嚥下障害の評価─②簡易検査および総合的検査

1) 戸原　玄：Videofluorography を用いない摂食・嚥下障害評価フローチャート．日本摂食嚥下リハ会誌 10：220‑230，2006
2) 寺本信嗣：誤嚥性肺炎後の摂食機能療法．J Clin Rehabil 20：121‑126，2011

1　摂食嚥下障害の評価─④嚥下造影検査

1) 日本摂食嚥下リハビリテーション学会医療検討委員会：嚥下造影の検査法（詳細版）．日摂食嚥下リハ会誌 18：166‑186，2014
2) Rosenbek JC, et al.：A penetration‑aspiration scale. Dysphagia 11：93‑98，1996

1　摂食嚥下障害の評価─⑤嚥下内視鏡検査

1) 倉智雅子（編著）：言語聴覚士のための摂食・嚥下障害学．医歯薬出版，104‑105，2013
2) 日本摂食嚥下リハビリテーション学会医療検討委員会：嚥下内視鏡検査の手順 2012 改訂（修正版）．日摂食嚥下リハ会誌 17：87‑99，2013

1　摂食嚥下障害の評価─⑥その他の検査

1) 福岡達之（編著）：言語聴覚士のための 摂食嚥下リハビリテーション Q&A─臨床がわかる 50 のヒント─. 協同医書出版，42 - 43，2016
2) 大森孝一，他（編）：言語聴覚士テキスト. 第 3 版，医歯薬出版，413，2018

2　摂食嚥下障害の訓練─①間接訓練

1) 倉智雅子（編著）：言語聴覚士のための摂食・嚥下障害学. 医歯薬出版，127，2013
2) Saigusa H, et al.：Morphological studies for retrusive movement of the human adult tongue. Clin Anat 17：93 - 98，2004

2　摂食嚥下障害の訓練─②間接訓練

1) 藤島一郎，他：脳卒中の摂食嚥下障害. 第 3 版，医歯薬出版，194 - 197，2017
2) 福岡達之，他：呼気抵抗負荷トレーニングによる舌骨上筋群の筋力強化に関する検討. 日摂食嚥下リハ会誌 15：174 - 182，2011

2　摂食嚥下障害の訓練─③直接訓練

1) Logemann JA（著），道 健一，他（監訳）：摂食・嚥下障害. 医歯薬出版，167 - 170 . 2000
2) Kojima C, et al.：Jaw opening and swallow triggering method for bilateral-brain-damaged patients: K-point stimulation. Dysphagia 17：273 - 277，2002

2　摂食嚥下障害の訓練─④栄養管理

1) 日本静脈経腸栄養学会（編）：日本静脈経腸栄養学会　静脈経腸栄養ハンドブック. 南江堂，151，2011
2) 栢下 淳，他（編著）：リハビリテーションに役立つ栄養学の基礎. 第 2 版，医歯薬出版，28 - 55，2018
3) 日本摂食嚥下リハビリテーション学会（編）：第 5 分野 摂食嚥下障害患者の栄養　Ver. 2. 医歯薬出版，27，2015

2　摂食嚥下障害の訓練─⑤嚥下調整食，とろみ調整食品ほか

1) 日本摂食嚥下リハビリテーション学会：嚥下調整食学会分類 2013. 日摂食嚥下リハ会誌 17：255 - 267，2013
2) 若林秀隆：摂食・嚥下障害患者の栄養管理. ベックニュース 5：3，2009

2　摂食嚥下障害の訓練─⑥気管切開とその管理ほか

1) 前田芳信，他（監著），小野高裕（編著）：開業医のための摂食・嚥下機能改善と装置の作り方 超入門. クインテッセンス出版，46，2013

2　摂食嚥下障害の訓練─⑦手術的治療

1) 兵頭政光：嚥下障害の外科的アプローチ 嚥下機能改善手術. 耳喉頭頸 88：300 - 303 . 2016
2) 末廣 篤，他：当科における喉頭気管分離・気管食道吻合術の検討. 耳鼻と臨床 49：469 - 473，2003
3) 日本摂食嚥下リハビリテーション学会（編）：第 4 分野 摂食嚥下リハビリテーションの介入 Ver. 2　II直接訓練・食事介助・外科治療. 医歯薬出版，98 - 106，2015

2　摂食嚥下障害の訓練─⑧救急法の基礎知識

1) 厚生労働省：平成 29 年（2017 年）人口動態統計. 2018

第4章 摂食嚥下障害の環境調整

1 摂食嚥下リハビリテーションのチームアプローチ

1) 藤島一郎，他：脳卒中の摂食嚥下障害．第3版，医歯薬出版，238 - 239，2017

●参考文献●

- 医療研修推進財団（監）：言語聴覚士国家試験出題基準 平成30年4月版．医歯薬出版，2018
- 才藤栄一，他（監），片桐伯真，他（編）：摂食嚥下リハビリテーション第3版．医歯薬出版，2017
- 倉智雅子（編著）：言語聴覚士のための摂食・嚥下障害学．医歯薬出版，2013
- 福岡達之（編著）：言語聴覚士のための 摂食嚥下リハビリテーション Q&A―臨床がわかる50のヒント―．協同医書出版，2016
- 窪田俊夫，他：脳血管障害における麻痺性嚥下障害 ―スクリーニングテストとその臨床応用について．総合リハ 10：271 - 276，1982
- 藤島一郎，他：脳卒中の摂食嚥下障害．第3版，医歯薬出版，2017
- 藤島一郎（監），片桐伯真，他（編）：疾患別に診る嚥下障害．医歯薬出版，2012
- 野原幹司（編）：認知症患者の摂食・嚥下リハビリテーション．南山堂，2011
- 田角 勝，他（編著）：小児期の摂食・嚥下障害のさまざまな疾患．小児の摂食・嚥下リハビリテーション．医歯薬出版，2006
- 日本摂食嚥下リハビリテーション学会（編）：第6分野 小児の摂食嚥下障害 Ver. 2．医歯薬出版，2015
- 向井美惠（編著）：乳幼児の摂食指導 お母さんの疑問にこたえる．医歯薬出版，2000
- 才藤栄一（監），松尾浩一郎，他（編）：プロセスモデルで考える摂食・嚥下リハビリテーションの臨床 咀嚼嚥下と食機能．医歯薬出版，2013
- 梅﨑俊郎：嚥下の神経機構．高次脳機能研究 27：215 - 221，2007
- 井出吉信：摂食嚥下の機能と解剖．全国大歯衛生士教協会誌 7：13 - 20，2018
- 大森孝一，他（編）：言語聴覚士テキスト 第3版．医歯薬出版，2018
- 西尾正輝：嚥下をよくするポールエクササイズ Pole Exercise Program for Improved Swallowing: PEPIS．医道の日本 77：66 - 82，2018
- 舘村 卓：臨床の口腔生理学に基づく摂食・嚥下障害のキュアとケア．医歯薬出版，2009
- 倉智雅子：老嚥（presbyphagia）．MED REHABIL 212：199 - 204，2017
- 若林秀隆：高齢者の摂食嚥下サポート ―老嚥・オーラルフレイル・サルコペニア・認知症―．新興医学出版社，2017
- 藤本篤士，他（編著）：老化と摂食嚥下障害「口から食べる」を多職種で支えるための視点．医歯薬出版，2017
- 菊谷 武：チェアサイド オーラルフレイルの診かた 歯科医院で気づく，対応する口腔機能低下症．医歯薬出版，2017
- 日本呼吸器学会成人肺炎診療ガイドライン2017作成委員会（編）：成人肺炎診療ガイドライン2017．一般社団法人日本呼吸器学会，2017
- 寺本信嗣：誤嚥性肺炎後の摂食機能療法．臨床リハ 20：121 - 126，2011
- Giselle Mann（著），藤島一郎（監訳・著）：MASA日本語版 嚥下障害アセスメント．医歯薬出版，2014．
- 戸原 玄：videofluorographyを用いない摂食・嚥下障害評価フローチャート．日本摂食嚥下リハ会誌 10：220 - 230，2006
- 藤島一郎：目でみる嚥下障害 嚥下内視鏡・嚥下造影の所見を中心として．医歯薬出版，2006
- 日本摂食嚥下リハビリテーション学会医療検討委員会：嚥下造影の検査法（詳細版）．日摂食嚥下リハ会誌 18：166 - 186，2014
- Rosenbek JC, et al.：A penetration-aspiration scale. Dysphagia 11：93 - 98，1996

- 植松　宏（監），千葉由美，他（編）：摂食・嚥下障害のVF実践ガイド 一歩進んだ診断・評価のポイント．南江堂，2006
- 日本摂食嚥下リハビリテーション学会医療検討委員会：嚥下内視鏡検査の手順2012改訂（修正版）．日摂食嚥下リハ会誌 17：87 - 99，2013
- 廣瀬　肇（監），大前由紀雄，他（著）：実践嚥下内視鏡検査（VE）―動画でみる嚥下診療マニュアル．インテルナ出版，2011
- Saigusa H, et al.：Morphological studies for retrusive movement of the human adult tongue. Clin Anat 17：93 - 98，2004
- Logemann JA（著），道　健一，他（監訳）：摂食・嚥下障害．医歯薬出版，2000
- 福岡達之，他：呼気抵抗負荷トレーニングによる舌骨上筋群の筋力強化に関する検討．日摂食嚥下リハ会誌 15：174 - 182，2011
- Kojima C, et al.：Jaw opening and swallow triggering method for bilateral-brain-damaged patients: K-point stimulation. Dysphagia 17：273 - 277，2002
- 日本摂食嚥下リハビリテーション学会（編）：第4分野 摂食嚥下リハビリテーションの介入 Ver. 2　II直接訓練・食事介助・外科治療．医歯薬出版，2015
- 日本摂食嚥下リハビリテーション学会（編）：第5分野 摂食嚥下障害患者の栄養Ver. 2．医歯薬出版，2015
- 栢下　淳，他（編著）：リハビリテーションに役立つ栄養学の基礎．第2版，医歯薬出版，2018
- 日本静脈経腸栄養学会（編）：静脈経腸栄養ハンドブック．南江堂，2011
- 日本摂食嚥下リハビリテーション学会：嚥下調整食学会分類2013．日摂食嚥下リハ会誌 17：255 - 267，2013
- 若林秀隆：摂食・嚥下障害患者の栄養管理．ベックニュース 5：3，2009
- 前田芳信，他（監著），小野高裕（編著）：開業医のための摂食・嚥下機能改善と装置の作り方 超入門．クインテッセンス出版，2013．
- 兵頭政光：嚥下障害の外科的アプローチ 嚥下機能改善手術．耳喉頭頸 88：300 - 303，2016
- 末廣　篤，他：当科における喉頭気管分離・気管食道吻合術の検討．耳鼻 49：469 - 473，2003
- 厚生労働省：平成29年（2017年）人口動態統計．2018

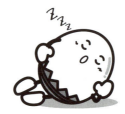

採点表

	1回目	2回目	3回目
第1章 摂食嚥下障害の歴史			
1 摂食嚥下障害の歴史	/13	/13	/13
第2章 摂食嚥下障害の基礎			
1 摂食嚥下障害の定義			
①定義，脳卒中，神経筋疾患	/19	/19	/19
②器質性，認知症，高次脳機能障害	/16	/16	/16
③小児	/13	/13	/13
2 摂食嚥下障害にかかわる解剖と生理			
①メカニズム	/17	/17	/17
②嚥下の神経機構ほか	/28	/28	/28
③摂食嚥下に関する筋群，食道	/18	/18	/18
④各部の解剖学的名称	/22	/22	/22
⑤各部の解剖学的名称	/11	/11	/11
⑥各部の解剖学的名称	/12	/12	/12
⑦摂食嚥下機能の発達	/17	/17	/17
⑧加齢（老化）による摂食嚥下機能の変化	/15	/15	/15
3 摂食嚥下障害の基礎症状	/20	/20	/20

	1回目	2回目	3回目
第3章 摂食嚥下障害の臨床			
1 摂食嚥下障害の評価			
①基本情報の収集ほか	/16	/16	/16
②簡易検査および総合的検査	/19	/19	/19
③嚥下造影検査	/11	/11	/11
④嚥下造影検査	/27	/27	/27
⑤嚥下内視鏡検査	/16	/16	/16
⑥その他の検査	/8	/8	/8
2 摂食嚥下障害の訓練			
①間接訓練	/14	/14	/14
②間接訓練	/15	/15	/15
③直接訓練	/22	/22	/22
④栄養管理	/16	/16	/16
⑤嚥下調整食，とろみ調整食品ほか	/14	/14	/14
⑥気管切開とその管理ほか	/17	/17	/17
⑦手術的治療	/14	/14	/14
⑧救急法の基礎知識	/8	/8	/8
第4章 摂食嚥下障害の環境調整			
1 摂食嚥下リハビリテーションのチームアプローチ	/13	/13	/13
合 計	/451	/451	/451

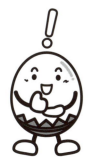

本書の特徴であるドリル形式は，ただ単に読むだけでなく，考えながら読み解くスタイルになっています。空欄がスラスラと埋まるよう繰り返し学ぶことで，基本的な知識が自然と身に付いてきます。HINTや「読み解くためのKeyword」の中にも重要な用語や解説が含まれているので，ぜひ活用してください。本書が講義や臨床実習で学んだことの復習，国家試験対策，さらには将来の臨床に役立つ知識になることを切に願っています。

索　引

和　文

い

位相	13
医療・介護関連肺炎	29
胃瘻・腸瘻	53
咽頭期	13, 32
院内肺炎	29

え

嚥下関連ニューロン（SRN）	15
嚥下造影検査	36, 38
嚥下中枢	15
嚥下調整食	53
──の分類	53
嚥下内視鏡検査	40
嚥下モデル	12

お

オーラルディアドコキネシス	33
オーラルフレイル	27

か

外舌筋	15
改訂水飲みテスト	35
顎運動	24
合併症	28
カニューレ	55
簡易嚥下誘発試験	35
簡易検査（スクリーニングテスト）	34
間接訓練	44, 46

き

期	13
偽性球麻痺	7
基礎代謝量（BEE）	51
基本情報の収集	33
救急法	58
吸啜反射	25
球麻痺	7
強直性脊椎骨増殖症	9
ギラン・バレー症候群	7
筋電図検査	43
筋萎縮性側索硬化症（ALS）	7

け

経口摂取	
──の開始基準	49
──の準備	25
頸椎疾患	9
経鼻胃管	53
頸部回旋	49
血液生化学検査	51
言語聴覚士法	2

こ

構音	32
口蓋筋群	17
口腔，咽頭，喉頭の解剖	18
口腔がん	9
口腔期	13, 32
喉頭位置	25
喉頭挙上術	57
喉頭侵入・誤嚥の重症度スケール（PAS）	39
咬反射	25
高齢者	27
声の評価	32
誤嚥	28
──性肺炎	28
──防止手術	57
呼気筋トレーニング	47
呼吸機能	32

さ　し

最大咳嗽流速	33
舌の解剖	18
市中肺炎	29
質問紙法	35
重症筋無力症（MG）	7
重症度分類	35
手術的治療	56
準備期	13, 32
小児の嚥下障害	11
食道	16
食道期	13, 32
心肺蘇生	58
診療報酬	2

す　せ　そ

スピーチカニューレ	55
咳テスト	43
舌圧	43
舌運動	15
舌骨	
──下筋群	17
──筋群	22
──上筋群	17
摂食嚥下	
──障害グレード	35
──の機能獲得過程	25
──のメカニズム	12
摂食機能発達の8段階	25
摂食機能療法	3
摂食状況のレベル	35
摂食場面の観察	33
舌接触補助床	55
先行期	13, 32
前舌保持嚥下法	45
咀嚼筋	20

た

代替栄養法	52
ダウン症	11
唾液腺	15
脱水	28
探索反射	25

ち

窒息時の対応	59
直接訓練	48

て　と

低栄養	28
頭部・頸部屈曲	49
頭部挙上訓練（シャキア法）	47
とろみ調整食品	52

な　に

内喉頭筋群	17, 20
内舌筋	15
内舌筋の解剖	18
認知症	9
──，アルツハイマー型	9
──，血管性	9
──，前頭側頭型	9
──，レビー小体型	9

の

脳性麻痺	11
のどのアイスマッサージ	45

は

パーキンソン病	7
パターン形成器（CPG）	7
バンゲード法	3

ひ

必要エネルギー量	51
平野らの誤嚥分類	29

ふ　ほ

不慮の事故	59
プロセスモデル	13
プロソディ	32
哺乳反射	25

り　れ　ろ

輪状咽頭筋切断術	57
冷圧刺激法	45
老嚥	27

わ

ワレンベルグ症候群	7

70

索引

欧　文

A B C D
ALS (amyotrophic lateral sclerosis) … 7
BEE (basal energy expenditure) …… 51
CPG (central pattern generator) …… 7
dipper型 ……………………………… 13, 27

F G H I
FOIS (functional oral intake scale)
………………………………………… 35
GRBAS尺度 …………………………… 33
Harris-Benedict式 ………………… 51
interdisciplinary team model
（相互関係チームモデル）……………… 63

J K L
JCS (Japan coma scale) …………… 12
K-point刺激法 ……………………… 49
Logemannの誤嚥分類 ……………… 29

M
MG (myasthenia gravis) ……………… 7
MNA® ………………………………… 51
MNA®-SF ……………………………… 51
multidisciplinary team model
（多職種チームモデル）………………… 63

P
PAP (palatal augmentation prosthesis)
………………………………………… 55
PAS (8 -point penetration-aspiration
scale) ……………………………… 39
processing …………………………… 13

S
SRN (swallowing-related neuron) … 15
stage Ⅰ transport…………………… 13
stage Ⅱ transport…………………… 13

T
tipper型 ……………………………… 13, 27
transdisciplinary team model
（相互乗り入れチームモデル）………… 63

数　字

30 mL水飲みテスト ………………………… 3
5 期モデル…………………………………… 13

・ **JCOPY** 〈(社)出版者著作権管理機構 委託出版物〉
本書の無断複写は著作権法上での例外を除き禁じられています.
複写される場合は, そのつど事前に, (社)出版者著作権管理機構
(電話 03-5244-5088, FAX03-5244-5089, e-mail：info@jcopy.or.jp)
の許諾を得てください.

・本書を無断で複製（複写・スキャン・デジタルデータ化を含みます）
する行為は, 著作権法上での限られた例外（「私的使用のための複
製」など）を除き禁じられています. 大学・病院・企業などにお
いて内部的に業務上使用する目的で上記行為を行うことも, 私的
使用には該当せず違法です. また, 私的使用のためであっても,
代行業者等の第三者に依頼して上記行為を行うことは違法です.

授業・実習・国試に役立つ
言語聴覚士ドリルプラス　摂食嚥下障害　ISBN978-4-7878-2396-0

2019 年 2 月 15 日　　初版第 1 刷発行
2023 年 4 月 28 日　　初版第 2 刷発行

編　集　者	大塚裕一
著　　　者	福岡達之
発　行　者	藤実彰一
発　行　所	株式会社　診断と治療社

　　　　　　〒 100-0014　東京都千代田区永田町 2-14-2　山王グランドビル4 階

　　　　　　TEL：03-3580-2750（編集）　03-3580-2770（営業）

　　　　　　FAX：03-3580-2776

　　　　　　E-mail：hen@shindan.co.jp（編集）

　　　　　　　　　　eigyobu@shindan.co.jp（営業）

　　　　　　URL：http://www.shindan.co.jp/

表紙デザイン	長谷川真由美（株式会社サンポスト）
本文イラスト	小牧良次（イオジン）, 長谷川真由美（株式会社サンポスト）
印刷・製本	広研印刷株式会社

© Yuichi OTSUKA, 2019. Printed in Japan.　　　　　　　　　　　　　　　[検印省略]
乱丁・落丁の場合はお取り替えいたします.